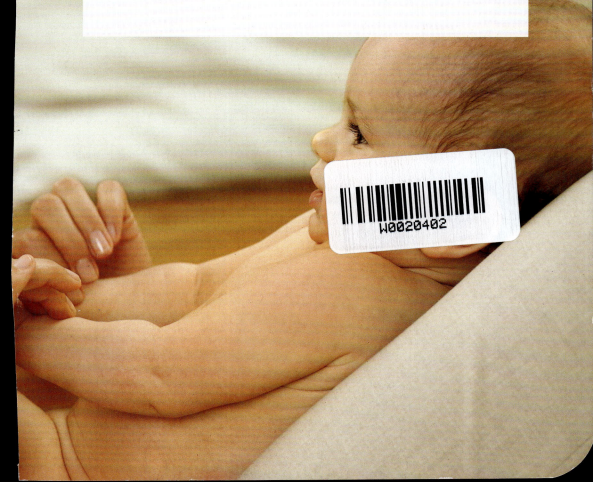

ANNE PULKKINEN

PEKiP

Babys spielerisch fördern

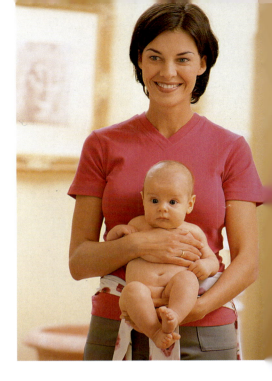

THEORIE

Ein Wort zuvor 5

DAS ERSTE GEMEINSAME JAHR 7

Babys und Eltern: ein perfektes Team 8
Ihr Baby ist da! 9
Genies im Kleinformat 11
Gute Eltern – ganz natürlich 15

Das erste Jahr: Entwicklung in
Riesenschritten 18
Entwicklung – was heißt das eigentlich? . . 19
Zwölf atemberaubende Monate 22
Die ersten drei Monate 24
Vom vierten bis zum sechsten Monat . . . 28
Vom siebten bis zum zwölften Monat . . . 31
Entwicklungstabelle für das
erste Lebensjahr 36

Das Prager-Eltern-Kind-Programm 38
PEKiP – was ist das? 39
PEKiP in der Gruppe 41
Oft gefragt: Rund um die
PEKiP-Gruppen 45

PRAXIS

SPIELE UND ANREGUNGEN 47

Gut vorbereitet beginnen 48
Das Wann und Wie 49

Wie Sie das Verhalten Ihres
Babys richtig deuten. 50
So finden Sie das richtige Spiel 51
Wichtige Griffe für Spiel und Alltag 53

Spiele für das erste Vierteljahr 54
Beweglicher Kopf und flinke Augen 55
Spiele für Hände und Füße 62
Bäuchlings liegen 64
Erste Tragespiele 67
Oft gefragt:
Guter Start mit PEKiP-Spielen 69

Spiele für das zweite Vierteljahr 70
Noch mehr Spiele für
Hände und Füße 71
Bäuchlings spielen 73
Der richtige Dreh 76

Inhalt 3

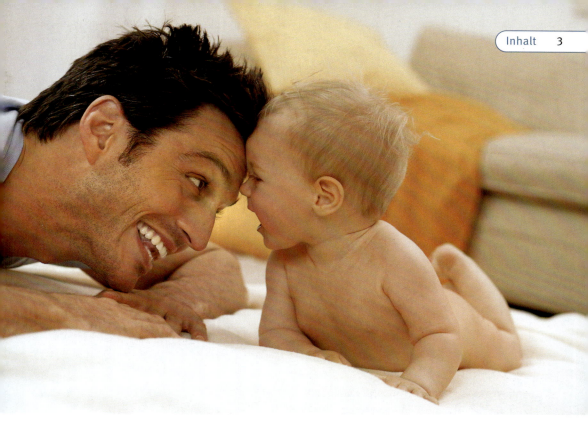

Spiele für das zweite Halbjahr......... 82
Hurra, endlich mobiler!.............. 83
Spiele für Babys Hände 84
Einladung zum Krabbeln 91
Kleine Krabbler unterstützen 95
Erste Laufproben 97
Soziale Spiele 103
Die Sprachentwicklung fördern 104

SCHÖNES ZUM SPIELEN......... 109

Spielzeug und mehr –
was brauchen Babys? 110
Wozu Spielzeug?................... 111
Was Sie sonst noch fürs Baby brauchen .. 112

Spielzeug aus der
eigenen »Werkstatt«................. 114
Einfach und schön 115

SERVICE

Bücher und Adressen,
die weiterhelfen 123
Sachregister....................... 124
Register der Spiel- und
Bewegungsanregungen 125
Register der Bastelanleitungen 126
Impressum 127

DIE AUTORIN

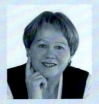

Anne Pulkkinen ist Erzieherin und Diplom-Pädagogin (univ.) und seit über 20 Jahren in der Familien- und Erwachsenenbildung tätig. Seit 1986 hat sie viele Eltern und ihre Babys durch das erste Jahr begleitet. Zusätzlich bildet sie auch PEKiP-Gruppenleiterinnen aus.
Anne Pulkkinen wurde 1957 in Finnland geboren und zog 1978 nach Deutschland um. Sie ist Mutter von zwei Kindern.

EIN WORT ZUVOR

Die gesunde Entwicklung ihres Kindes liegt allen Eltern am Herzen. Mit den Anregungen in diesem Buch können Sie Ihr Baby spielerisch fördern, ohne es schon im Babyalter unter Leistungsdruck zu setzen. Gerade das erste Lebensjahr steckt voller Überraschungen und bietet Eltern und Kindern Lern- und Erfahrungsmöglichkeiten, die unendlich viel Freude bereiten und neue Perspektiven für den Umgang miteinander eröffnen können.
Vielleicht fragen auch Sie sich ab und zu, ob sich Ihr Kind normal entwickelt. In diesem Ratgeber finden Sie viele Informationen zur Entwicklung im ersten Lebensjahr und klare Hinweise, wie Sie Auffälligkeiten erkennen. Vor allem aber soll Ihnen das Buch dabei helfen, das individuelle Entwicklungstempo Ihres Babys besser zu verstehen – denn kein Kind gleicht dem anderen!
Seit über dreißig Jahren bereiten die Spiele des Prager-Eltern-Kind-Programms (PEKiP) Eltern und ihren Babys Freude – und beide Seiten lernen dabei von- und miteinander. Dieses vor entwicklungspsychologischem Hintergrund entstandene Programm bietet schöne Spiel- und Bewegungsanregungen für das gesamte erste Lebensjahr, die Sie leicht zu Hause verwirklichen können.
Schon mit Ihrem Neugeborenen können Sie spielen! Alle Anregungen unterstützen die Aktivität Ihres Babys und vermitteln ihm das Gefühl: »Ich kann das schon allein!« So erfährt Ihr Baby, dass es viel zu lernen gibt – und sein Selbstwertgefühl wächst.
Darüber hinaus erfahren Sie, welches Spielzeug sinnvoll ist und welche Hilfsmittel Ihnen den Alltag mit Kind erleichtern. Nach dem PEKiP-Motto »Weniger ist mehr« können Sie auch schnell und preiswert schöne Spielsachen für Ihr Kind basteln.
Nun wünsche ich Ihnen viel Spaß beim gemeinsamen Spielen – ob zu Hause oder in einer PEKiP-Gruppe!

Anne Pulkkinen

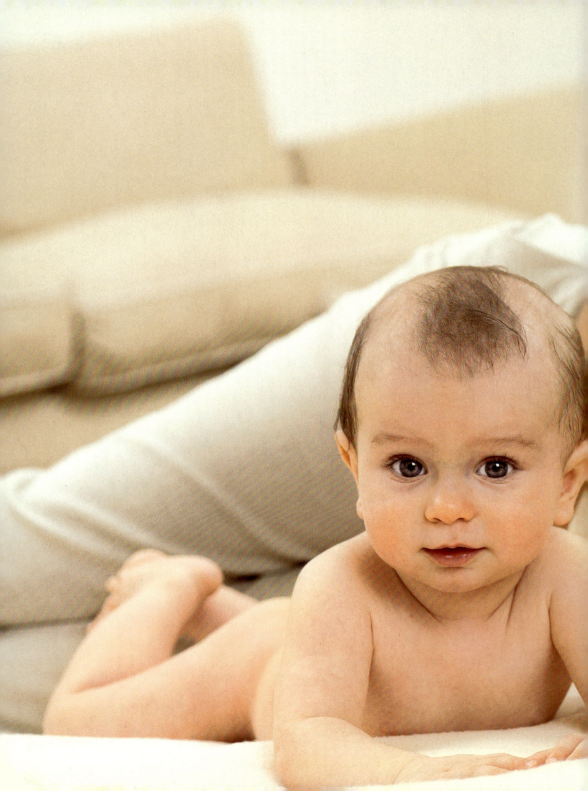

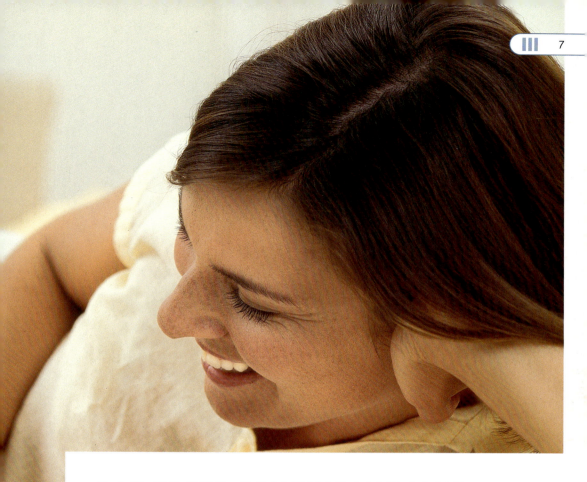

DAS ERSTE GEMEINSAME JAHR

Ihr Baby ist nun endlich da: Eine neue, aufregende und beglückende Zeit beginnt. Genießen Sie sie und vertrauen Sie sich selbst und Ihrem Baby.

Babys und Eltern: ein perfektes Team 8
Das erste Jahr: Entwicklung in Riesenschritten 18
Das Prager-Eltern-Kind-Programm 38

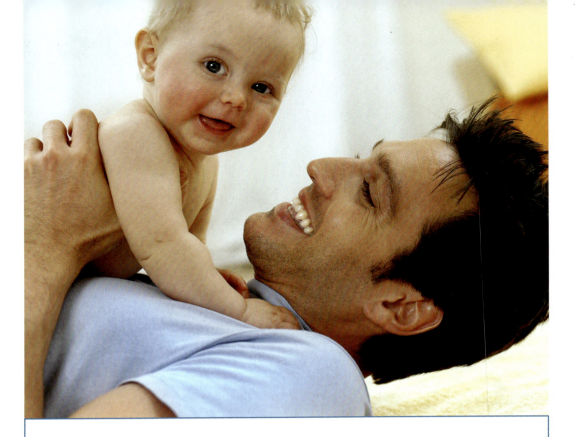

Babys und Eltern: ein perfektes Team

Endlich ist es so weit: Ihr Kind ist geboren! Eines ist ganz sicher – dieser aufregende Moment wird Ihr Leben verändern. Sie werden viele wunderschöne Stunden und Minuten mit Ihrem Baby erleben, aber Sie werden auch anstrengende Zeiten gemeinsam durchstehen. Die Natur hat Ihnen und Ihrem Neugeborenen dafür erstaunliche Fähigkeiten mitgegeben. Vertrauen Sie also ruhig öfter auf Ihre innere Stimme – und Sie werden meist das Richtige für sich und Ihr Kind tun.

Ihr Baby ist da!

Eine spannende Zeit von neun Monaten liegt hinter Ihnen. Schon während der Schwangerschaft erleben viele werdende Mütter rasante Stimmungsumschwünge: Nicht wenige sind oft überglücklich und können kaum den Moment abwarten, in dem sie das kleine Wesen endlich im Arm halten dürfen – wenige Augenblicke später wird dieses Hochgefühl jedoch von einer Welle der Angst und Unsicherheit weggespült: Wie werden wir das Leben mit Kind bewältigen? Werden wir gute Eltern sein? Auch selbst noch etwas vom Leben haben? Viele dieser wechselnden Gefühle bekommt das Kind schon im Mutterleib mit.

Auch werdende Väter sehen ihrer neuen Rolle häufig mit gemischten Gefühlen entgegen: Schließlich ändert sich ihre Position, wenn aus der Partnerschaft eine kleine Familie wird.

Die Geburt – ein unvergesslicher Moment

Die Wehen setzen ein, das Baby kündigt sein Kommen an. Jede Geburt verläuft anders. Jedoch gilt immer: Wenn während der Geburt keine Komplikationen auftreten, die eine rasche medizinische Versorgung Ihres Kindes nötig machen, sollten Sie versuchen die ersten Stunden seines Lebens mit Ihrem Baby zu verbringen. Schon in diesen Augenblicken beginnen Sie einander

---

HAND IN HAND DURCH DIE ERSTE GEMEINSAME ZEIT

Das erste Spielzeug Ihres Babys war seine Hand – schon im Mutterleib! Es lutschte oft am Daumen, und auch in den Monaten nach der Geburt nimmt es seine Hände noch gern in den Mund – wenn sie zufällig dort landen. Mit etwa einem Vierteljahr kann es die Hände bewusst zum Mund führen. Bieten Sie ihm oft Ihre Finger zum Spielen an: Babys erstes »fremdes« Spielzeug. Die warmen, weichen Hände der Eltern zu spüren gibt ihm Sicherheit und ein Gefühl des Vertrauens. Streicheln Sie seine kalten Händchen warm. Halten Sie Ihr Baby mit sicherem Griff – auch das gibt Halt. Streicheln Sie es, etwa wenn es Angst hat: Das beruhigt. Massieren Sie seinen Bauch: Das hilft gegen Bauchschmerzen. Massieren Sie seinen ganzen Körper: Das ist gut für die Seele. Freuen Sie sich darauf, mit Ihrem Kind Hand in Hand zu laufen!

kennenzulernen, zu fühlen, zu beobachten. Der Name des kleinen Erdenbürgers stand vielleicht schon fest. Jetzt aber ist die kleine Anna oder der winzige Max Realität geworden. Es gibt kein Zurück – die gemeinsame, unbekannte Zukunft hat begonnen.

Gemeinsame Aufgabe: eine Familie werden

Wie auch immer Sie sich als werdende Eltern das Leben mit Ihrem Baby vorgestellt haben: Sicher wird vieles ganz anders sein, als Sie es erwartet haben. Das ist völlig normal. Schon die nahe Zukunft – das erste Lebensjahr Ihres Kindes – bringt so viele Ereignisse und Veränderungen wie keine andere Zeit im Leben. Es gibt viele neue Themen, mit denen Sie sich jetzt beschäftigen: Stillen, Windeln, schlaflose Nächte, Zufüttern, Abstillen, der zeitweise Ausstieg aus dem Beruf, die Sorge um die normale Entwicklung Ihres Kindes, Veränderungen in der Partnerschaft …
Eine PEKiP-Gruppe ist eine sehr gute Möglichkeit zum Erfahrungsaustausch (siehe ab Seite 38). Oft geht es der erschöpften Mutter eines Babys schon besser, wenn sie sich bei einer anderen Mutter oder in einer Gruppe von Eltern aussprechen kann. Hier wissen alle, was eine schlaflose Nacht bedeutet. Nach einem solchen Gespräch fällt es vielen leichter, wieder die Sonnenseiten im Zusammenleben mit ihrem Baby wahrzunehmen – und davon gibt es unendlich viele!

TIPP: Schönes genießen

Der erste Blickkontakt, das erste Lächeln, die Babyhand in Ihrer Hand, Babys Duft, seine ersten Laute, ein liebevolles Umarmen, die ersten Schritte, ein vertrauensvoll geplappertes »Mama« oder »Papa« – das sind die Sonnenseiten im Leben mit einem Kind, die im Alltagstrubel oft übersehen werden. Versuchen Sie diese schönen Momente mit Ihrem Kind ganz bewusst und intensiv zu genießen: Sie geben Ihnen Kraft für das manchmal anstrengende gemeinsame Leben und vertiefen die Beziehung zwischen Ihnen und Ihrem Baby. Legen Sie auch immer wieder ruhige und gemütliche Kuschelstündchen ein – etwa nach dem Wickeln. Dabei kommen Sie auch selbst zur Ruhe.

Genies im Kleinformat

Für viele Wissenschaftler ist heute eine ganz besondere Seite des Elternseins interessant: die natürliche Kompetenz des Neugeborenen – und seiner Eltern (siehe ab Seite 15). Bei Studien zu diesem Thema kam man zu verblüffenden Ergebnissen: Neugeborene und wenige Monate alte Babys sind keinesfalls unfähige Schreihälse, wie leider oft angenommen wird. Was die kleinen Menschlein schon alles können, lesen Sie auf diesen Seiten.

Natürlich ist es gar nicht so einfach, die jahrhundertealte Vorstellung vom unvermögenden Baby zu verändern: Es wird sicher noch eine Weile dauern, bis die wissenschaftlichen Erkenntnisse auch von Laien – also Eltern, Großeltern und anderen – zur Kenntnis genommen und akzeptiert werden. Noch immer geistert das Bild vom »dummen ersten Vierteljahr« in vielen Köpfen herum. Hier liegt auch ein besonderes Anliegen dieses Buches: dazu beizutragen, dass dieses Vorurteil widerlegt werden kann.

Was Babys schon können

Scheinbar ist es völlig hilflos, doch in Wirklichkeit verfügt ein Neugeborenes schon über erstaunliche Fähigkeiten. Einige davon sichern sein Überleben. Neben diesen biologischen verfügt Ihr Baby aber auch schon über soziale Kompetenzen: Es kann Kontakt zu anderen Menschen aufnehmen – durch Blicke, Gesten und Laute. Das bedeutet unter anderem, dass Sie vom ersten Tag an mit Ihrem Kind spielen können – und nicht erst, wenn es laufen und sprechen kann.

Biologische Fähigkeiten: Können, um zu überleben

Die Natur hat Babys mit einigen grundlegenden biologischen Kompetenzen ausgerüstet. Sie ermöglichen dem Neugeborenen zum Beispiel das Atmen und die Nahrungsaufnahme. Nach der Geburt werden hohe Ansprüche an den kleinen Körper gestellt: Im Mutterleib wurde das Ungeborene über die Nabelschnur von der Mutter mit Sauerstoff versorgt. Sofort nach der Geburt jedoch – gleich mit dem ersten Atemzug – kann das Baby selbstständig Sauerstoff aufnehmen.

WAS BEDEUTET LERNEN?

Lernen ist niemals ein reines Nachahmen. Es beruht auf Erfahrungen, die uns helfen, uns auf die Gegebenheiten des Lebens und die Anforderungen der Umwelt einzustellen. Die Anlage zum Lernen und Forschen bringt ein Neugeborenes bereits mit.

Ähnliches gilt für den Umgang mit der Schwerkraft: Ihr Baby kann von Anfang an gut ·mit der Erdanziehungskraft umgehen und sich entsprechend geschickt bewegen. Nach dem langen Zustand der Schwerelosigkeit im Fruchtwasser ist das keineswegs eine leicht zu meisternde Aufgabe!

Auch seine Ernährung muss das Neugeborene nun entscheidend umstellen. Es wird nicht mehr durch die Nabelschnur versorgt, sondern muss sich richtig anstrengen, um an seine Nahrung zu kommen: Es muss saugen und dabei auch noch das Schlucken und Atmen koordinieren. Um die richtige Körpertemperatur muss sich der kleine Körper Ihres Babys plötzlich ebenfalls selbst kümmern: In den vergangenen Monaten befand er sich im wohltemperierten, immer gleichmäßig warmen Fruchtwasser, jetzt muss er seine Temperatur selbst halten und regulieren. Dazu ist der Babykörper dank seines inneren »Thermostats« in der Lage.

Soziale Kompetenz: Wie Babys Kontakt aufnehmen

Neben den biologischen Fähigkeiten verfügt Ihr Baby von Anfang an auch schon über soziale Kompetenzen. Es kann also den sozialen Kontakt zu anderen aufbauen, aufrechterhalten und beenden.

Warum muss Ihr Baby schreien?

Schreien ist für Ihr Baby eine der ersten Möglichkeiten sich bemerkbar zu machen, seine Bedürfnisse und Gefühle zu äußern und Kontakt zu Ihnen aufzunehmen. Erstaunlich schnell lernt Ihr Kind, dass es mit seinem veränderten Schreien etwas Bestimmtes erreichen kann: Es bekommt Nahrung, findet Nähe oder erhält trockene Windeln.

Und auch Sie als Eltern lernen bald die Signale Ihres Babys richtig zu deuten. Haben Sie keine Angst, wenn Sie in den ersten Wochen noch nicht bei jedem Schrei genau wissen, was Ihr Baby braucht – Sie werden mit der Zeit immer sicherer im Umgang mit Ihrem Kind. In jedem Fall sollten Sie gründlich nach der Ursache forschen. Schreit Ihr Kind sehr häufig, ohne dass Sie einen Grund dafür herausfinden können, sollten Sie Hilfe suchen (siehe Tipp rechte Seite).

LAUT, ABER NORMAL
Babygeschrei ist anstrengend – aber ganz normal! In den allermeisten Fällen steckt nichts Besorgniserregendes dahinter.

Babys und Eltern: ein perfektes Team 13

Sehen, hören – und erste »Gespräche« führen

Bindungen zu anderen aufzubauen ist ein Grundbedürfnis und sichert das Überleben eines Menschen (siehe Seite 17). Neben dem Schreien verfügt ein Neugeborenes noch über andere Fähigkeiten, um Kontakt aufzunehmen: Die meisten Eltern sind überrascht, mit welch aufmerksamem Blick ihr Kind sie gleich nach der Geburt ansieht. Dieser wache Bewusstseinszustand ist eine der ersten Fähigkeiten des Babys. Er hilft ihm, Kontakt zu Mutter und Vater aufzunehmen und die Bindung zu vertiefen.

In den letzten Schwangerschaftsmonaten hat sich auch das Gehör des Babys entwickelt. Meist erkennt ein Baby nach der Geburt schnell die Stimme seiner Mutter; es konnte ihr schließlich schon während der Schwangerschaft lauschen.

GU-ERFOLGSTIPP

Ihr Baby schreit oft ohne erkennbaren Grund, Sie können es nicht mehr beruhigen? Es kann nicht einschlafen und wacht oft scheinbar ohne Grund auf? Sie vermuten, dass es Verdauungsstörungen hat? Vielleicht leidet Ihr Baby besonders stark unter den Dreimonatskoliken, die nach dem dritten Monat wieder verschwinden. Fragen Sie Ihren Kinderarzt! Er kann Ihnen auch Tipps zur Linderung der Koliken geben. Seit über zehn Jahren wird über sogenannte Regulationsstörungen gesprochen: Auch wenn es im Zimmer laut ist, kann ein Baby in der Regel schlafen, wenn es müde ist. Sein Organismus ist also fähig zur Selbstregulation, zur Wiederherstellung seines eigenen Gleichgewichts. Aus mehreren Gründen kann es diese Fähigkeit verlieren – oder gar nicht lernen. Suchen Sie im Zweifelsfall einen Arzt auf. Rat und Hilfe finden Sie auch bei Erziehungs- oder Familienberatungsstellen. Wohin Sie sich wenden können, erfahren Sie zum Beispiel auch in der Sprechstunde für Schreibabys von Frau Dr. Papousek (Adresse siehe Seite 123). Die Kinderärztin und Psychologin gehört zu den bekanntesten Fachleuten auf dem Gebiet der Regulationsstörungen in der frühen Kindheit. Sie rief die Initiative in München ins Leben, die heute eine zentrale Anlaufstelle für betroffene Eltern und Babys ist.

Sicher haben Sie das schon einmal gesehen: Eine Mutter streckt ihrem Kind die Zunge raus – und ihr Baby tut dasselbe! Das ist keineswegs eine Unverschämtheit: Ahmt Ihr Baby Sie nach, versucht es mit Ihnen Kontakt aufzunehmen. Darüber hinaus kann Ihr Kind schon sehr früh Personen voneinander unterscheiden. Zuerst orientiert es sich an den Stimmen: Welche sind ihm vertraut, welche nicht? Auch durch die Art, wie Mama, Papa oder andere es tragen oder anfassen, lernt Ihr Kind, Bezugspersonen von Fremden zu unterscheiden.

TIPP

Sogar bei turbulentem Treiben der Geschwister können Kinder im gleichen Zimmer einschlafen – es ist also meist nicht nötig, die älteren Geschwister zu besonderer Ruhe zu ermahnen oder das Baby in ein anderes Zimmer zu bringen.

Jetzt ist Schluss – wie Babys sich abschotten

Unterhaltung im Flüsterton, auf Strümpfen durch die Wohnung schleichen, jedes überflüssige Geräusch vermeiden: Beim ersten Kind versuchen Eltern oft, in der Wohnung möglichst vollkommene Stille zu wahren – bei Zweit- und Drittgeborenen ist das ohnehin nicht mehr möglich. Die Winzlinge können sich jedoch meist ganz gut selbst »ausblenden«, wenn es ihnen zu viel wird: Sie beenden den Blickkontakt, wenden die Augen ab und schlafen ein, sobald sie müde sind (siehe auch Kasten Seite 50).

Das Beste aus jeder Situation machen

Damit sich die natürlichen Kompetenzen des Babys und der Eltern optimal entfalten können, sollten die Ausgangsbedingungen möglichst günstig sein. Der Geburtsverlauf spielt dabei ebenso eine große Rolle wie das möglichst frühe ungestörte Kennenlernen. Nach einer anstrengenden Geburt kann es sein, dass das Baby nicht gleich so wach und aufnahmefähig ist. Auch die Mutter braucht oft Zeit und Ruhe, um sich ihrem Neugeborenen ganz zuwenden zu können. Eine besondere Situation ist es auch, wenn ein Baby mit einer Behinderung auf die Welt kommt. Viele Fähigkeiten zeigen sich dann erst später als bei gesunden Babys. Wichtig ist jedoch: Auch wenn der Start ins gemeinsame Leben mit Ihrem Baby nicht so sein konnte, wie Sie es sich erträumt hatten – wie Sie die Beziehung zu Ihrem Kind gestalten, liegt in Ihrer Hand. Auch nach einem ungünstigen Beginn können Sie eine wunderschöne Zeit mit Ihrem Baby erleben.

Gute Eltern – ganz natürlich

Nicht nur die Babys, sondern auch ihre Eltern sind von Anfang an kompetent auf ihrem »Gebiet«. Das ist das Ergebnis aktueller wissenschaftlicher Untersuchungen. Verschiedene Studien haben gezeigt, dass Eltern in den meisten Fällen die Bedürfnisse ihres Neugeborenen erkennen, wenn sie sich auf ihre natürlichen Instinkte verlassen. Sie nehmen die Signale des Babys wahr – und antworten richtig darauf. Damit wiederum geben Sie Ihrem Kind das sichere Gefühl, etwas bewirken zu können, sich Trost Zuspruch, Geborgenheit verschaffen zu können – gut fürs kindliche Selbstvertrauen!

Intuitive Kompetenz statt Erziehungskonzept

Aber warum sind dann so viele Eltern im Umgang mit ihrem Kind verunsichert? Das liegt sicher nicht zuletzt daran, dass Eltern seit den 60er Jahren des letzten Jahrhunderts mit den unterschiedlichsten Erziehungskonzepten und -stilen konfrontiert worden sind. Die jeweils vorgeschlagenen Methoden, die einander teilweise völlig widersprechen, lösen oft Unsicherheit und Orientierungslosigkeit aus. Ratschläge können auch Schläge sein! Deshalb gehen wir in diesem Buch einen anderen Weg.

Mütter und Väter sind kompetent, sie wissen in der Regel, was ihr Baby ihnen sagen will. Vertrauen Sie sich – und Ihrem Erziehungsstil! Eltern brauchen dafür aber Zeit: um ihr Baby zu beobachten, seine Signale zu deuten und schließlich auch richtig darauf zu reagieren. Die Spiel- und Bewegungsanregungen des Prager-Eltern-Kind-Programms (PEKiP) geben Müttern und Vätern Möglichkeiten, ihr Baby zu beobachten und auf seine Äußerungen zu reagieren. Ob zu Hause oder in einer PEKiP-Gruppe: Nehmen Sie sich möglichst viel Zeit, um Ihr Baby in Ruhe kennenzulernen!

WICHTIG

Ermutigung – ja, Freibrief – nein: Auch wenn in diesem Buch immer wieder die Rede davon ist, dass Eltern in den meisten Situationen intuitiv richtig auf die Signale ihres Kindes reagieren, ist natürlich nicht unbedingt alles richtig und gut, was Eltern machen. Wie in allen anderen Lebensbereichen wird auch hierbei gesunder Menschenverstand vorausgesetzt. Aus dem Affekt heraus eine Ohrfeige zu geben ist zum Beispiel kein Zeichen von intuitiver Elternkompetenz.
Dass Eltern oft tatsächlich wissen, was ihr Kind gerade braucht, ist auf keinen Fall ein Freibrief für alle möglichen und unmöglichen Erziehungsmethoden!

Was Eltern alles richtig machen

Menschen sind biologisch so »programmiert«, dass sie richtig auf die Signale ihres Neugeborenen reagieren. Da auch Babys von der Natur schon mit dem nötigen Wissen ausgestattet sind, ist eine optimale Grundlage für gegenseitige Kommunikation und Bindung gegeben. Interessante Forschungsergebnisse belegen dies.

Beobachtet wurde beispielsweise, dass Mütter und Väter ihr Baby instinktiv in einem Abstand von 20 bis 25 Zentimetern zu ihrem Gesicht halten, wenn sie es im Arm haben, mit ihm sprechen, es füttern oder stillen. Das ist genau die Entfernung, in der ein Säugling Konturen und Farben am besten erkennen kann. Die Eltern passen sich auch der Lage des Kindes an: Wenn das Baby den Kopf zur Seite dreht, vollziehen sie diese Bewegung spiegelbildlich mit. Die Bewegungen der Mutter oder des Vaters richten sich dabei nach denen des Kindes. So hat das Baby in jeder Lage die optimalen Bedingungen, um den Kontakt aufrechtzuerhalten. Nicht nur das Baby ahmt also Mama und Papa nach (siehe Seite 14), sondern ebenso die Eltern ihr Kind.

Auch viele Lautäußerungen des Babys werden von den Eltern intuitiv wiederholt. Das geschieht ebenfalls nicht grundlos: So entsteht vom ersten Tag an ein frühes Gespräch zwischen Mutter oder Vater und Kind – die beste Sprachförderung, die Sie Ihrem Kind zukommen lassen können.

Ihr Baby spürt, in wessen Armen es liegt

Wenn die Mutter ihr Baby auf dem Schoß und in den Armen hat, beginnt sie automatisch, das Kleine in einem gleich bleibenden Rhythmus zu schaukeln. Dabei streichelt sie ihr Baby oder klopft ihm sanft den Rücken – immer auf die gleiche Art und Weise. So lernt das Kind seine Mutter kennen. Und natürlich auch den Vater: Er hat eine andere individuelle Art. Dadurch können Neugeborene schon bald vertraute von fremden Personen unterscheiden (siehe Seite 14).

Ganz intuitiv benutzen Eltern außerdem eine höhere Stimmlage, wenn sie sich mit ihrem Baby unterhalten. Sie sprechen mit veränderter Sprachmelodie und besonders langsam (»Babytalk«).

HELLE TÖNE
Eltern sprechen genau richtig mit ihren Babys: Neugeborene haben eine Vorliebe für hohe Stimmen, wie viele Untersuchungen belegen. Schon kleine Kinder von zwei oder drei Jahren verwenden die höhere Stimmlage, wenn sie ein Baby ansprechen!

Bindung im ersten Lebensjahr

Wissenschaftliche Untersuchungen belegen, dass frühe Bindungserfahrungen mit den ersten Bezugspersonen die Grundlage für spätere Beziehungen bilden. Neugeborene bringen instinktive Verhaltensweisen mit, um ihr Grundbedürfnis nach Bindungen zu anderen Menschen zu erfüllen. Eine stabile Bindung an vertraute Personen gibt Babys die nötige Sicherheit, um die Welt zu erkunden.

Bindung ist ein emotionales Band, das Menschen auf besondere Weise miteinander verbindet. Früher gingen Wissenschaftler davon aus, dass dieses Band nur zwischen der leiblichen Mutter und ihrem Baby entstehen kann. Neue Forschungsergebnisse belegen, dass Babys sich an zwei bis drei liebevoll zugewandte Personen binden können. Führende Wissenschaftler (etwa Dr. Karin Grossmann, die mehrere interessante Studien zum Thema durchführte) betonen, dass es sogar wichtig fürs Baby ist, sich an zwei oder drei Personen zu binden. Neben den Eltern können das etwa Oma und Opa oder eine Tagesmutter sein.

DREI PHASEN DER BINDUNG IM ERSTEN JAHR

> In der »Vorphase« der ersten Wochen richtet das Baby Signale an jeden und reagiert auf jeden. Bezugspersonen lernt es bald zu unterscheiden (siehe Seite 16).
> Ab dem dritten Monat beginnt es unbekannte von bekannten Personen zu unterscheiden. In dieser Phase tritt oft »Dreimonatsangst« auf (siehe Seite 37).
> Etwa im achten Monat werden bekannte Personen bevorzugt und fremde oft mit Weinen oder Anklammern abgelehnt (»Achtmonatsangst«).

Bindung entsteht durch Kommunikation

Um Kontakt aufzunehmen und bei den Eltern ihrerseits Bindungsverhalten auszulösen, haben Babys ein großes angeborenes Repertoire: Sie weinen, schreien, rufen, klammern sich fest, suchen, nehmen Blickkontakt auf, folgen den Bewegungen der Eltern mit den Augen, protestieren, wenn man sie allein lässt ...

Beobachten Sie Ihr Baby aufmerksam: Warum weint es – ist es müde oder hungrig? Auch das Alter des Babys spielt eine Rolle: Mit einem Monat hat es andere Bedürfnisse als mit elf Monaten.

Um Bindung herzustellen, haben Eltern unzählige Möglichkeiten, sensibel zu »antworten«: Sie können ihr Baby auf den Arm nehmen, schaukeln, streicheln, beruhigend und tröstend mit ihm sprechen, ihm etwas vorsingen und vieles mehr.

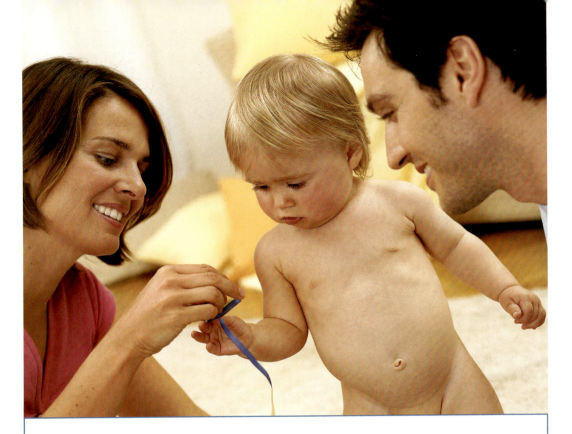

Das erste Jahr: Entwicklung in Riesenschritten

»**Entwickelt sich mein Kind normal?**« – Die wohl am häufigsten gestellte Frage beim Kinderarzt kann meist mit Ja beantwortet werden. Die Ansichten Außenstehender verunsichern viele Eltern: »Was, dein Kind sitzt noch nicht? Ist es schon sauber? Spricht es Zwei-Wort-Sätze? Denkst du, es ist normal, dass euer Baby so ruhig ist?« Es ist erstaunlich, wie viel Verwandte, Bekannte oder Fremde über Entwicklungspsychologie nachzudenken und darüber zu wissen scheinen, wie sich ein Kind entwickeln sollte.

Entwicklung – was heißt das eigentlich?

Heute ist man sich einig, dass die Entwicklung eines Kindes sowohl von den Genen als auch von der Umwelt abhängig ist. Ein Neugeborenes bringt für seine körperliche und geistige Entwicklung eine Art inneren Plan mit, also gewisse Veranlagungen. Darüber hinaus muss das Baby von Anfang an liebevoll in seiner Entwicklung begleitet werden. Die gesamte Umwelt, in die ein Kind hineingeboren wird, spielt eine große Rolle – ganz besonders die Haltung der Eltern. Neben Nahrung und Pflege braucht das Baby vor allem das Gefühl, geborgen und angenommen zu sein. Nur so entsteht das sogenannte Urvertrauen – die Basis für eine gesunde Entwicklung.

Keine Regel ohne Ausnahme!

Die Entwicklung eines Babys verläuft meist in einer ganz bestimmten Reihenfolge. Das heißt, es gibt einen »vorbestimmten« Ablauf, an den sich etwa 87 Prozent aller Babys halten. Die anderen 13 Prozent überspringen manche Entwicklungsstufen oder erreichen sie erst später, also in einer anderen Reihenfolge als andere Babys. Sollte das bei Ihrem Kind der Fall sein, ist das in der Regel kein Grund zur Sorge!

Berücksichtigen Sie also stets vor allem das Entwicklungsalter Ihres Kindes – nicht nur sein tatsächliches Lebensalter. Anhaltspunkte dazu finden Sie in der Tabelle auf den Seiten 36 und 37.

Wählen Sie aus den Bewegungs- und Spielanregungen in diesem Buch (siehe ab Seite 47) immer diejenigen aus, die dem tatsächlichen aktuellen Können Ihres Babys entsprechen – auch wenn es vielleicht einige Wochen älter oder jünger ist, als bei der jeweiligen Spielanregung angegeben wird. Darüber hinaus wird Ihr Kind sicher einige Anregungen zu Lieblingsspielen auserwählen, die lange spannend bleiben (siehe Seite 66).

WICHTIG!

Im ersten Lebensjahr gibt es mehrere Vorsorgeuntersuchungen, bei denen der Kinderarzt überprüft, ob sich Ihr Kind gesund entwickelt. Sie haben dabei auch die Gelegenheit, dem Arzt Fragen zu stellen.

> U1: gleich nach der Geburt
> U2: 3. bis 10. Lebenstag
> U3: 4. bis 6. Lebenswoche
> U4: 3. bis 4. Lebensmonat
> U5: 6. bis 7. Lebensmonat
> U6: 10. bis 12. Lebensmonat

Das Samenkorn

Denken wir uns ein Samenkorn, beispielsweise einen Löwenzahnsamen, der durch die Luft fliegt mit dem Ziel, an irgendeinem günstigen Platz zu landen, an dem er wurzeln und wachsen kann.

In diesem Samenkorn sind alle Pläne und Programme für seine Entwicklung zur vollkommenen Löwenzahnpflanze, die wiederum Blüten und Samen hervorbringen kann, angelegt. Diese (inneren) Anlagen können sich jedoch nur entfalten, wenn die äußeren Lebensumstände mit dem speziellen Bedarf eben dieser Pflanze übereinstimmen. Wenn also unser Löwenzahn auf einer Betonfläche ohne Wasser und Erde landet, kann er seine Entwicklung gar nicht erst beginnen.

Trifft er jedoch auf einen für ihn guten, fruchtbaren Boden, der ihm liefern kann, was er braucht, so kann er dort Wurzeln wachsen lassen und in der Erde verankern.

Der Boden liefert ihm Halt, Wasser und Nährstoffe und somit die wichtigsten Lebensgrundlagen. Sie allein reichen jedoch noch nicht aus, denn es müssen noch andere, lebensnotwendige Bedingungen erfüllt werden, wie zum Beispiel die rechte Temperatur, ausreichender Platz, gutes Licht und Schutz vor schädigenden Einflüssen.

Die äußeren Faktoren stellen das Überleben sicher und prägen die Anpassungs- und Entwicklungsprozesse dieser Pflanze an diesem Ort. Ist der Lebensraum stark eingeschränkt, sind zum Beispiel Nahrung und Wasser knapp, der Boden zu hart oder der Platz zu eng, so wird der Löwenzahn sich nicht zu seiner vollen Größe und Stärke entwickeln können. Seine ideale typische Form wird durch einseitige Licht- oder Windverhältnisse abgewandelt, die Pflanze wird entsprechend schief wachsen.

Wir können uns aber auch vorstellen, wie gute Bodenbeschaffenheit, ausreichend Licht, Luft, Wasser und passende Nachbarschaft, kurzum: bestmögliche äußere Bedingungen, dafür sorgen, dass eine kräftige Pflanze wachsen und gedeihen und sich ihren Anlagen gemäß optimal entfalten kann.

Aus: Stemme/von Eickstedt: »Die frühkindliche Bewegungsentwicklung«
(siehe Buchtipp Seite 123).

Freiräume geben – Grenzen setzen

Eine weitere Voraussetzung für die optimale Entwicklung des Kindes ist, dass es vielfältige Erfahrungen sammelt. Es braucht beispielsweise das Erlebnis, dass es selbst etwas bewirken kann: Welch ein Lernerfolg für das kleine Baby, wenn durch sein Ziehen an einer Schnur ein Lied aus der Spieluhr tönt!

Neben der Freiheit sich zu entfalten braucht Ihr Kind aber auch klare Grenzen, in denen es sich bewegen darf. Ein Toastbrot gehört nun mal nicht in den Videorekorder! Auch wenn Ihr Baby Sie damit nicht ärgern möchte, sondern Sie lediglich nachahmt und auf diese Weise etwas lernen will. Den Unterschied zwischen einem Toastbrot und einer Videokassette kann es jedoch noch nicht erkennen – es ist Ihre Aufgabe, Ihrem Kind geduldig, liebevoll und gleichzeitig konsequent solche Feinheiten zu erklären.

So macht Ihrem Kind das Lernen Spaß

Neben den Anlagen, die ein Baby mitbringt, und der Umwelt, in der es aufwächst, hängt seine individuelle Entwicklung auch von seinen eigenen Motiven und Bedürfnissen ab. Schon ein Baby hat eine eigene Motivation, den inneren Drang sich zu entwickeln. Es möchte möglichst selbstständig in den Bereichen sein, in denen es etwas kann. Wenn es zum Beispiel gelernt hat, feste Nahrung zu kauen und zu beißen, wäre es nicht sinnvoll, ihm weiterhin alles fein zu pürieren. Das Kleine möchte gern von der neuen Fähigkeit – in diesem Fall vom Kauen – Gebrauch machen. Das stärkt sein Selbstwertgefühl, denn es erkennt: »Ich kann etwas!«

Ein guter Start

Ihr Neugeborenes bringt viele Fähigkeiten und die Bereitschaft zum Lernen mit. Es braucht Ihre Unterstützung und Begleitung, um sich zu einem ausgeglichenen, glücklichen, liebenswerten und liebevollen Erwachsenen zu entwickeln. Ihm diese angemessene »Entwicklungshilfe« zu geben ist eine verantwortungsvolle und schöne Aufgabe für junge Eltern. Sie wachsen gemeinsam mit ihrem Kind in diese Aufgabe hinein: von Unsicherheit zu Sicherheit, von inniger Bindung zur langsamen Loslösung – beiderseits.

WICHTIG
Finden Sie im Familienalltag die Balance zwischen Erlauben und Verbieten – Ihr Kind braucht beides.

Zwölf atemberaubende Monate

Kaum zu glauben, dass aus dem winzigen Neugeborenen mal ein »richtiges« Kind wird – das dann, schon mit etwa zwölf Monaten, die ersten freien Schritte probiert und mit ausgebreiteten Armen auf Sie zukommt. Ein beeindruckender Unterschied! Es ist faszinierend, wie rasant sich ein Kind im ersten Lebensjahr entwickelt. Nie mehr im Leben eines Menschen geht die Entwicklung so schnell voran wie in diesem ersten Jahr – nur im Mutterleib war sie noch schneller. Dies betrifft nicht nur den motorischen Bereich, sondern ebenso die geistigen und sozialen Fähigkeiten.

Rasant oder bedächtig – jedem Baby sein Tempo

Wie verläuft nun die Entwicklung in der Regel – was ist normal? Auf den folgenden Seiten finden Sie Orientierungshilfen zu den einzelnen Phasen. Die Tabelle auf Seite 36 und 37 bietet einen Überblick. Weicht Ihr Baby in seiner Entwicklung leicht von diesen Angaben ab, ist das kein Grund zur Sorge.

Eltern vergleichen ihr Baby gern mit anderen Kindern. Jedoch können beispielsweise Babys im Alter von acht Monaten sehr unterschiedlich in ihrer Entwicklung sein. Eines robbt vielleicht und macht erste Krabbelversuche. Das andere krabbelt wild durch die Wohnung und versucht sich an der Tischkante hochzuziehen. Ein weiteres »schwimmt« gern auf dem Bauch und versucht in den Vierfüßlerstand zu kommen. Alle Babys sind gleich alt, jedes kann etwas anderes – und alle drei sind normal entwickelt!

Statt sich unnötig zu sorgen, sollten Eltern lieber darauf achten, was ihr Kind schon alles kann. So spielen zum Beispiel Babys, die am liebsten liegend die Welt genau betrachten, gern mit ihren Händen und registrieren alles, was sie in ihrer Umgebung sehen. Diese kleinen »Gucker« können oft ihre Finger erstaunlich geschickt bewegen und schon bald ihre Hände gut benutzen.

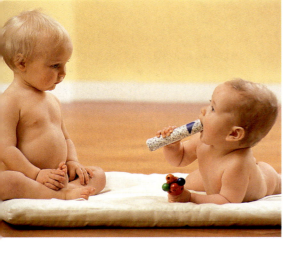

Zwei Babys im gleichen Alter – das eine sitzt schon, dafür macht das andere im Liegen fleißig von seinen Händen Gebrauch.

Das erste Jahr: Entwicklung in Riesenschritten

Krabbeln, sitzen, laufen – ein Baby hat viel zu tun!

Die meisten Babys lernen vor dem Sitzen das Robben beziehungsweise Krabbeln (siehe auch Seite 31). Legen Sie Ihr Kind oft im wachen Zustand auf den Bauch, denn aus der Bauchlage heraus versuchen Babys in den Hand-Knie-Stand zu kommen. Dann wippen sie in dieser Position häufig mehrere Wochen hin und her, bevor sie koordiniert krabbeln: die rechte Hand nach vorn, das linke Bein angezogen und umgekehrt. Dieser Bewegungsablauf trainiert das Zusammenspiel der Gehirnhälften – unter anderem wichtig fürs spätere Schreiben- und Lesenlernen. Aus der Krabbelposition ziehen sich viele Kinder an Gegenständen hoch. Aus dem Vierfüßlerstand kommen sie auch zum Sitzen und schließlich mithilfe von Möbeln zum Stehen und Laufen.

WICHTIG: NICHT ZU FRÜH HINSETZEN

Setzen Sie Ihr Kind bitte erst dann hin, wenn es bereits aus eigener Kraft in die sitzende Position kommt und ohne Hilfe sicher sitzen kann (siehe auch Seite 28 und 32).
> Wenn Sie Ihr Baby vor der Krabbelphase hinsetzen, schadet das seinem Rücken, erst recht wenn Sie ihn noch mit Kissen abstützen. Es können sich Haltungsschäden entwickeln, die Ihrem Kind im späteren Leben – während der Schulzeit oder als Erwachsener – Probleme bereiten.
> Wenn Sie Ihr Kind hinsetzen, bevor es das allein kann, tun Sie sich auch selbst keinen Gefallen: Hat das Baby genug vom starren Sitzen, beginnt es zu jammern, und Sie müssen es wieder aus der Haltung befreien. Dagegen finden Kinder, die das Sitzen allein und in ihrem Tempo gelernt haben, den Weg auch wieder zurück – ohne Jammern und ohne Ihre Hilfe. Das fördert die Eigenständigkeit Ihres Kindes und gibt ihm Selbstvertrauen.
> Setzen Sie Ihr Baby auch auf keinen Fall in den Fahrrad-Kindersitz, bevor es selbstständig sitzen kann. Durch die Erschütterungen kann das noch sehr empfindliche Rückgrat schlimmen Schaden nehmen.
> Im Autokindersitz sollte Ihr Baby ebenfalls nicht für längere Zeit bleiben. Babysitze sind als sicheres Transportmittel im Auto unverzichtbar, aber für zu Hause sind sie nicht geeignet – schon gar nicht als Sitzgelegenheit auf dem Tisch oder einem anderen erhöhten Platz, von dem das Baby herunterfallen könnte.
> Siehe auch Kasten Seite 112 und 113.

Die ersten drei Monate

REFLEXE ALS STARTHILFE
Die frühkindlichen Reflexe werden später zugunsten höherer Hirnfunktionen unterdrückt. So wäre beispielsweise das Laufenlernen nicht möglich, würden sich die Zehen bei jedem Bodenkontakt im Fußgreifreflex nach innen krümmen.

Ihr Kind kommt mit vielen sogenannten reflektorischen Reaktionen auf die Welt. Es kann sie anfangs nicht bewusst steuern, das gelingt ihm erst mit der Zeit: So entwickelt sich zum Beispiel aus dem Greifreflex des Neugeborenen nach und nach die Fähigkeit, bewusst nach einem Spielzeug zu greifen.

Die »Grundausstattung«: Was Ihr Baby schon kann

In der Entstehungsgeschichte des Menschen sicherten stets verschiedene Reflexe sein Überleben. Zu den wichtigsten angeborenen Reflexen gehören die Saug- und Schluckreaktionen, die ein gesundes Baby schon bei der ersten Nahrungsaufnahme beherrscht. Eng damit verbunden ist der Suchreflex: Spürt das Baby die Hand oder die Brustwarze der Mutter an der Wange, wendet es den Kopf suchend in diese Richtung.

Auch der Greifreflex ist angeboren. Berührt man die Handinnenfläche des Säuglings, schließt er die Hand. Die Füße reagieren ähnlich: Beim Berühren des Fußballens oder der Fußsohle krümmen sich Babys Zehen, beim Loslassen spreizen sie sich.

Erschrickt Ihr Baby – etwa durch einen lauten Knall oder eine plötzliche Lageveränderung –, breitet es Arme und Beine aus, um sie sofort danach eng an den Körper zu ziehen und sich selbst zu umklammern. Dies beruht auf dem sogenannten Moro-Reflex.

Auch die Schreitreaktion ist ein angeborener Reflex: Umfasst man das Neugeborene unter den Achseln und hält es so, dass seine Füße die Unterlage berühren, macht es Schrittbewegungen. Sie werden auch beobachten, dass Ihr Baby auf dem Bauch liegend Kriechbewegungen macht und sogar etwas vorankommt. Hierbei handelt es sich um das durch einen Reflex ausgelöste Kriechen.

Auf dem Rücken liegend alles im Blick

Im ersten Monat liegt ein Baby asymmetrisch auf dem Rücken: Nase, Nabel und Schambein liegen nicht in einer Linie. Arme und Beine des neugeborenen Kindes sind angewinkelt. Dabei ist es die ganze Zeit bemüht, mit sogenannten »massenhaften Bewegungen« des ganzen Körpers das Gleichgewicht zu halten.

Das erste Jahr: Entwicklung in Riesenschritten

Auf plötzliche laute Geräusche reagiert das Baby mit dem Moro-Reflex (siehe Seite 24). Mit zwei Monaten kann es seinen Kopf für kurze Zeit so halten, dass es gerade nach oben schaut, wenn es auf dem Rücken liegt. Am Ende des dritten Monats können die meisten Babys mit geradem Rumpf auf dem Rücken liegen. Dabei blicken sie nach oben und spielen oft mit ihren Händen. Jetzt reagieren die Kleinen nicht mehr so schreckhaft, der Moro-Reflex lässt deutlich nach.

Bäuchlings die Welt entdecken

Das Neugeborene liegt auch in Bauchlage noch recht »schief«, also asymmetrisch. Seine Arme und Beine sind gebeugt, die Hände geschlossen und der Kopf liegt auf einer Wange. Das Baby kann den Kopf kurz heben und nach beiden Seiten drehen. Gegen Ende des zweiten Monats kann Ihr Kind seinen Kopf schon etwas länger heben und mehr von der Umgebung sehen. Auch die Beine Ihres Babys sind jetzt nicht mehr so stark gebeugt wie am Anfang.

TIPP: Die Bauchlage will geübt sein

Seit mehreren Jahren wird den Eltern empfohlen, ihre Babys in Rückenlage schlafen zu lassen, um sie besser vor dem plötzlichen Kindstod zu schützen. Aus Angst lassen viele ihr Kind nun auch im Wachzustand nicht auf dem Bauch liegen. Später, wenn ihre Babys eigentlich schon bald ins Krabbelalter kommen könnten, klagen sie, dass ihre Kleinen nicht gern bäuchlings liegen und keine Anstalten zum Krabbeln machen. Seien Sie nicht übertrieben vorsichtig – damit würden Sie nur Ihr Kind in seiner Entwicklung bremsen. Solange Ihr Baby wach und munter ist und Sie in seiner Nähe bleiben können, sollten Sie es ruhig auch die Bauchlage üben lassen!

Anfangs fällt es Ihrem Baby schwer, in Bauchlage seinen Kopf hochzuhalten. Vielleicht braucht es einen kleinen »Zusatzanreiz«, der es für einige Augenblicke die Anstrengung vergessen lässt. So können Sie ihm dabei helfen: Legen Sie sich mit dem Gesicht zu Ihrem Kind ebenfalls auf den Bauch. Sprechen Sie mit ihm, zeigen Sie ihm ein kleines Spielzeug, ziehen Sie lustige Grimassen. Ihr Baby wird begeistert sein und nebenbei seine Muskulatur trainieren (siehe Spiele ab Seite 64).

Zu Ende des dritten Monats liegen viele Kinder mit geradem Rumpf auf dem Bauch und können den Kopf länger hochhalten, was aber noch sehr anstrengend ist. Dabei stützen sie sich auf die Unterarme, das Becken liegt flach auf.

Ganz schön zupackend

Aufgrund des angeborenen Greifreflexes sind Babys Hände im ersten Monat meist zur Faust geballt. Sobald Ihr Kind Gegenstände besser fixieren kann, versucht es sie mit geöffneten Händen zu greifen. Diese Bemühungen sind jedoch in der Regel noch vergeblich, und Ihr Baby bewegt dabei seinen ganzen Körper mit.
Mit etwa drei Monaten lockern sich die kleinen Fäuste. Ihr Baby ballt die Händchen nur noch ab und zu, etwa wenn es angespannt oder ängstlich ist. Es betrachtet seine Hände nun häufig sehr genau, spielt mit ihnen und steckt sie auch gern in den Mund.

Erste »Gespräche« führen

Streicheln, kuscheln, anfassen: Der erste zwischenmenschliche Kontakt entsteht durch Berührung der Haut. Auch Blickkontakte sind für Ihr Baby jetzt von großer Bedeutung: Einander anzuschauen ist ein erster Weg, um zu kommunizieren. Schon im Alter von wenigen Wochen hält Ihr Baby inne, wenn es im Abstand von 20 bis 25 Zentimetern ein Gesicht sieht (siehe Seite 16). Einen weiteren Trumpf bringt Ihr Baby mit: Es lächelt. Anfangs passiert das völlig unbewusst. Aber das sogenannte Engelslächeln ist einfach bezaubernd! Im zweiten oder dritten Monat tritt dann das erste soziale Lächeln auf. Es wird für Ihr Baby ein wichtiger Bestandteil des zwischenmenschlichen Kontakts – und die Erwachsenen schmelzen dahin, wenn das Baby zurücklächelt.
Im Alter von etwa zwei Monaten versucht sich Ihr Baby an Vokallauten wie »a« oder »ä«, die Sie als Mutter oder Vater sicher automatisch wiederholen. Mit dem Nachsprechen unterstützen Eltern intuitiv die sprachliche Entwicklung ihres Babys.
Nach den Vokallauten kommt das sogenannte Gurgeln oder Gurren: Das Baby bildet dabei hell klingende »r«-Ketten. Außerdem gibt es Kehllaute wie »e-che«, »ek-che«, »e-rrhe« von sich.

GU-ERFOLGSTIPP

Babys brauchen viel »Vitamin Z(ärtlichkeit)« für ihre Entwicklung. So nähren Sie Ihr Baby im doppelten Sinn: Stillen Sie es oder geben ihm die Flasche in einem wohlig warmen Raum, während es nackt (oder nur mit Windel) auf Ihrer nackten Haut liegt. Natürlich können Sie Ihr Kind und sich dabei mit einer weichen Decke wärmen. Auch Väter können beim Fläschchengeben Haut an Haut die Bindung zu ihrem Kind stärken.

Das erste Jahr: Entwicklung in Riesenschritten

Wie Ihr Baby jetzt die Welt sieht

Früher ging man davon aus, dass Neugeborene nicht sehen können. Inzwischen ist das Gegenteil bewiesen: Babys können unmittelbar nach der Geburt sogar schon Farben unterscheiden. Besonders gern schauen Neugeborene alles an, was klare Umrisse hat – zum Beispiel betrachten sie mit Vorliebe Gesichter. Auch gut erkennbare Gegenstände mit deutlichen Hell-dunkel-Kontrasten oder in kräftigen Farben sind bei den kleinen »Guckern« sehr beliebt (siehe Seite 55 und Spielanregungen auf Seite 56).
Mit vier Wochen kann Ihr Baby einen Gegenstand konzentriert betrachten, es »fixiert« ihn. Kurze Zeit später folgen seine Augen einem Spielzeug, das von einer Seite zur anderen bewegt wird. Lassen Sie den Gegenstand dabei nur ganz langsam wandern.
Hört Ihr Baby etwas, sucht es mit den Augen nach der Geräuschquelle, bis es mit etwa drei Monaten schließlich auch seinen Kopf in die Richtung drehen kann, aus der das Geräusch kam.

Das »Puppenaugenphänomen«: kein Grund zur Sorge

Viele Eltern sind verunsichert, wenn sie Folgendes bei ihrem Neugeborenen beobachten: Wird der Kopf des auf dem Rücken liegenden Babys zur Seite gedreht, etwa beim Ausziehen, bleiben die Augen kurz in der Mitte stehen und folgen erst zeitverzögert – reflektorisch – zur Seite. Diese ganz normale Reaktion wird »Puppenaugenphänomen« genannt.

WICHTIG: WANN IHR KIND ZUM ARZT SOLLTE

> Wenn es unter Saug- und Schluckschwierigkeiten oder starkem Erbrechen leidet.
> Wenn Ihr Kind schrill schreit und dabei sehr unruhig ist.
> Wenn seine Hände gegen Ende des dritten Monats immer noch ständig zu Fäusten geballt sind.
> Wenn Ihr Baby mit drei Monaten Dinge nicht fixieren kann (wenn es Spielzeuge nicht länger anschaut, keinen Blickkontakt mit Ihnen aufnimmt).
> Wenn es am Ende des dritten Monats nicht mit einer suchenden Kopfbewegung auf ein Geräusch reagiert.

Vom vierten bis zum sechsten Monat

Sie werden staunen, wie schnell die Zeit mit Ihrem Baby vergeht. Bevor Sie sich versehen, ist aus dem runzligen, kleinen Säugling ein rundliches, rosiges Baby geworden. Und es wächst nicht nur rasant, sondern lernt auch täglich etwas dazu!

Sitzen üben in Rückenlage

Mit vier Monaten hält Ihr Kind sein Gleichgewicht in Bauchlage immer besser, indem es sich auf seinen Unterarmen abstützt. Aus diesem sicheren Unterarm-Becken-Stütz kann es kurz darauf sogar einen Arm hochheben, um beispielsweise nach einem angebotenen Spielzeug zu greifen.

Schließlich wird Ihr Baby seine Arme in Bauchlage nach vorn strecken. Daraus entwickelt es oft eine Art Spiel, das sehr lustig aussieht und die Bauch- und Rückenmuskeln enorm kräftigt: Arme und Beine sind angehoben, das Körpergewicht ruht auf dem Bauch. Ihr Baby »schwimmt« oder »fliegt«. Mit etwa sechs Monaten haben die meisten Babys die Bauchlage weiter perfektioniert: Sie liegen jetzt im sicheren Hand-Becken-Stütz.

Im vierten und fünften Monat übt Ihr Baby schon in Rückenlage fürs spätere Sitzen, ohne dabei seine Wirbelsäule zu belasten: Es betastet zuerst seine Oberschenkel, dann die Knie. Setzen Sie Ihr Kind aber auf keinen Fall schon hin (siehe Seite 23)!

Irgendwann rollt das Baby vom Rücken auf die Seite, anfangs rein zufällig. Später wird es das bewusst versuchen, zum Beispiel um ein interessantes Spielzeug zu erreichen. Einige Babys drehen sich schließlich mit sechs Monaten auch vom Rücken auf den Bauch, die meisten etwas später.

Mit sechs Monaten beschäftigen sich viele Babys ausgiebig mit ihren Füßen: Sie liegen auf dem Rücken und greifen mit den Händen danach. In dieser Haltung werden die Bauchmuskeln kräftig trainiert.

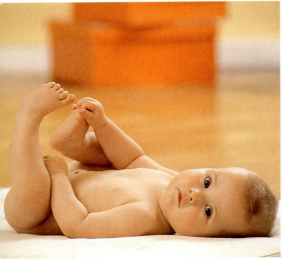

Legen Sie Ihr etwa sechs Monate altes Baby öfter in einem schön warmen Raum in Rückenlage auf eine weiche Decke. So kann es seine Muskeln trainieren – und irgendwann das selbstständige Umdrehen in die Bauchlage üben.

Das erste Jahr: Entwicklung in Riesenschritten 29

Bewusst zugreifen

Mit etwa vier Monaten kann Ihr Baby in der Rückenlage nach einem Spielzeug greifen, das Sie ihm seitlich hinhalten. Und es wird alle möglichen Gegenstände nicht nur mit den Händen, sondern auch mit dem Mund ganz genau erkunden.

Kurze Zeit später kann Ihr Kind dann außerdem ein Spielzeug von einer Hand in die andere geben: Der Handgreifreflex ist jetzt in eine bewusste Greifhandlung übergegangen. Das Baby nimmt die Gegenstände so entgegen, dass sie sich zwischen seinen Fingern und dem gestreckten Daumen befinden. Bisher versuchte es, sie mit der ganzen Faust zu ergreifen. Mit einem halben Jahr kann Ihr Baby auf dem Rücken liegend diagonal über seinen Körper hinweg nach einem Spielzeug greifen. Es fasst also beispielsweise mit der linken Hand nach einem Gegenstand, den Sie ihm von der rechten Seite her anbieten.

Ihr Baby greift nun wahrscheinlich immer gezielter zu – aber es bedarf noch einiger Übung, bis es schließlich mit dem sicheren »Zangengriff« (siehe Seite 33) sämtliche Staubflocken und Krümel vom Fußboden aufsammeln kann ...

Interessante Unterhaltungen

Dass es Sie mit seinem Lächeln verzaubern kann, hat Ihr Baby schon entdeckt. Ein weiteres schönes Erlebnis erwartet Sie, wenn Ihr Kind etwa vier oder fünf Monate alt ist: Es wird zum ersten Mal laut jauchzend lachen.

Wenn Ihr Baby sich im Spiegel sieht, lacht es das »fremde Baby« darin ebenfalls an. Es erkennt sich jetzt noch nicht selbst, das lernt es erst zwischen dem 18. und dem 24. Lebensmonat.

Ihr Baby probiert nun wahrscheinlich begeistert die unterschiedlichsten Stimmlagen aus. Dazu kommen sogenannte Blasreiblaute: Das Baby presst Luft zwischen den geschlossenen Lippen durch. Dabei entstehen Laute wie »s« oder »f«. Auch das Spielen mit der Spucke macht den meisten Kindern jetzt großen Spaß.

Mit etwa einem halben Jahr bildet Ihr Baby dann wahrscheinlich immer wieder begeistert Silbenketten wie »da-da-da« oder »mem-mem-mem«.

SCHRÄG MACHT SCHLAU

Das »schräge« Greifen und Zureichen ist wichtig für die gleichmäßige Entwicklung und das Zusammenspiel beider Gehirnhälften!

WUNDERBARES ZUSAMMENSPIEL

Mit etwa vier Monaten kann Ihr Kind die Bewegungen seiner Hände und Arme besser kontrollieren. Gleichzeitig lernt es mit den Augen Entfernungen besser abzuschätzen. Kein Wunder, dass es nun mit Begeisterung das Greifen übt!

Sehen und begreifen

Neben der »Grundausstattung« Ihres Babys, den angeborenen Reflexen (siehe Seite 24 f.), gibt es einige reflektorische Reaktionen, die erst im Laufe der Zeit ausgebildet werden. Einer dieser Reflexe ist das schnelle Schließen der Augen, sobald sich ein Gegenstand dem Gesicht nähert. Dies ist eine automatische Schutzreaktion, um die Augen vor Schaden zu bewahren. Der Reflex tritt erstmals zwischen dem vierten und sechsten Monat auf und bleibt das ganze Leben lang bestehen.

Ist Ihr Baby etwa vier Monate alt, können Sie testen, ob es schon über den Augenschließreflex verfügt: Lassen Sie Ihre Hand ganz plötzlich, aber ohne dabei einen Luftzug zu erzeugen, vor seinen Augen auftauchen. Ihr Kind sollte daraufhin sofort die Augen schließen. So können Sie übrigens nicht nur den Reflex, sondern auch die Sehfähigkeit Ihres Kindes überprüfen.

Alle Sinne auf Empfang

In diesem Alter zeigt sich noch ein weiterer Reflex: Hört Ihr Kind einen Laut, sucht es prompt nach der Geräuschquelle, indem es den Kopf dreht. Außerdem beginnt Ihr Baby jetzt räumliche Höhen und Tiefen zu erfassen: Wenn Sie es auf dem Arm tragen, schaut es zum Beispiel suchend einem Spielzeug nach, das es gerade fallen gelassen hat.

WICHTIG: WANN IHR KIND ZUM ARZT SOLLTE

> Wenn Ihr Baby mit vier Monaten den Kopf in der Bauchlage nicht mindestens eine Minute lang hochhalten kann.

> Wenn es nicht auf Geräusche aus allen Richtungen mit der gleichen Sensibilität reagiert, sondern zum Beispiel nur oder vor allem auf Geräusche, die von links oder rechts kommen.

> Wenn Ihr Baby mit vier Monaten noch »schief«, also asymmetrisch liegt (siehe Seite 24) oder einseitige Bewegungen macht.

> Wenn es beim Herannahen einer Hand oder eines Gegenstandes die Augen nicht reflexartig schließt (siehe oben).

Vom siebten bis zum zwölften Monat

Aktiv und unternehmungslustig oder ruhig und verträumt, robuster Draufgänger oder doch eher ein zartes Sensibelchen: Im zweiten Lebenshalbjahr werden die Unterschiede zwischen den Babys immer offensichtlicher – und Sie werden jetzt immer deutlicher erkennen, was für ein Typ Ihr Kind ist.

Von Tag zu Tag beweglicher

Den meisten Babys gelingt mit sechs oder sieben Monaten eine kleine »Rundreise«: Sie schaffen es, sich vom Rücken auf den Bauch zu drehen – und etwas später auch vom Bauch wieder auf den Rücken. In der Rückenlage spielen viele Kinder jetzt gern und ausgiebig mit ihren Füßen und stecken sie in den Mund. Kurze Zeit später rollt Ihr Kind wahrscheinlich mit zunehmender Begeisterung durch die ganze Wohnung – oft zuerst nur über eine Seite. Viele Babys entdecken noch eine weitere Möglichkeit, sich von der Stelle zu bewegen: In der Bauchlage ziehen sie ein Bein an den Körper heran und drehen sich.

Dann beginnen die meisten Kinder zu robben: Sie bewegen gleichzeitig Arme und Beine, um vorwärtszukommen, schaffen es dabei aber noch nicht, ihren Bauch vom Fußboden hochzubekommen.

Nach dem Robben kommt oft der Vierfüßlerstand: Auf Händen und Knien wippt das Kind hin und her. Es übt so eine sichere Haltung. Bis es koordiniert krabbelt, kann es aber noch lange dauern: 90 Prozent der Kinder krabbeln erst mit etwa zehn Monaten wirklich sicher.

Kurze Zeit später zieht sich Ihr Baby außerdem an niedrigen Gegenständen hoch und krabbelt über niedrige Hindernisse, wie etwa über eine bereitgelegte Matratze auf dem Boden oder Ihre ausgestreckten Beine (siehe Spiel Seite 95).

GU-ERFOLGSTIPP

Etwa ab dem 7. Monat erweitert Ihr Kind seinen Bewegungsradius erheblich. Statt nun im Wohnzimmer alles einen Meter höher zu stellen, können Sie eines der unteren Regalbretter für einige Bilderbücher und Spielsachen Ihres Kindes frei räumen. Das ist etwas anstrengender für Sie, aber Ihr Kind lernt so allmählich Grenzen kennen und akzeptieren. Sehr wertvolle Bücher oder andere Gegenstände sollten Sie vorsichtshalber trotzdem etwas höher platzieren.

WICHTIG: SELBSTSTÄNDIGKEIT IST GEFRAGT!

Ihr Baby sollte seine Sitzposition selbst erreichen und nicht hingesetzt werden. Es sollte auch allein zurück in die liegende Position kommen (siehe Seite 23). Wenn ein Baby von selbst lernt auf dem Po zu rutschen (siehe unten), ist dies ein normaler Entwicklungsschritt. Entdeckt ein Kind das Po-Rutschen jedoch, weil es zu früh hingesetzt wurde, kann dies seiner Wirbelsäule schaden und spätere Haltungsprobleme verursachen. Manchmal können es Eltern kaum erwarten, bis ihr Baby selbstständig sitzt: Zu gern möchten sie, dass es im schönen neuen Hochstuhl mit am Familientisch sitzen kann. Wählen Sie ruhig schon ein Modell aus, aber kaufen Sie es erst, sobald Ihr Baby sicher sitzt – zur Feier des Ereignisses!

Vom Liegen zum Sitzen

Die meisten Babys kommen aus dem Vierfüßlerstand über die Seite zum Sitzen. Zuerst sitzt das Baby seitlich und stützt sich dabei mit einer Hand ab. Erst wenn Ihr Kind den sogenannten Langsitz beherrscht, darf es hingesetzt werden: Ihr Baby sitzt dabei mit geradem Rücken – das Gewicht ist gleichmäßig auf beide Pobacken verteilt – und leicht angewinkelten Beinen.

Über die Seite geht's auch

Einige Babys, die gerne auf der Seite liegen und spielen, schieben sich oft mit der einen Hand höher und höher, sodass sie über die Seitenlage zuerst den Seitsitz erreichen und später den sicheren Langsitz. Diese Babys krabbeln normalerweise erst einige Zeit später als die anderen. Manchmal entdecken sie eine eigene Fortbewegungsmöglichkeit: sich auf dem Po rutschend bewegen.

Ab in die Senkrechte!

Als Nächstes zieht sich Ihr Baby an Möbeln hoch und macht bald erste seitliche Schritte, etwa um einen Tisch herum. Bald steht Ihr kleiner Held sicher stolz am Tisch und hält sich nur noch mit einer Hand fest. Die ersten freien Schritte machen viele Babys zwischen Tisch und Sofa. Einige tun die ersten Schritte aus dem sogenannten Bärengang heraus – sie bewegen sich mit hochgerecktem Po auf Händen und Füßen vorwärts, eine Variante des Vierfüßlergangs. Etwa die Hälfte aller Kinder läuft zum ersten Geburtstag schon frei, jedes zweite lässt sich also etwas mehr Zeit.

Greifen, festhalten, loslassen

Ihr Baby greift nun mit beiden Händen gut und kann mit sieben, acht Monaten in beiden Händen gleichzeitig je ein kleines Spielzeug halten. Dieses wird dabei jeweils nur mit Daumen, Zeige- und Mittelfinger angefasst. Jetzt lernt Ihr Kind auch sein Spielzeug bewusst loszulassen, was bisher ja unwillkürlich passierte.

Mit ungefähr zehn Monaten hebt es kleine Gegenstände mit gestrecktem Zeigefinger und Daumen auf – diese Technik heißt »Pinzettengriff«. Ihm folgt der noch geschicktere »Zangengriff«: Mit gebeugtem Zeigefinger und Daumen fasst Ihr Baby nach allen greifbaren kleinen Teilen. Mit etwa einem Jahr können manche schon vier Bauklötzchen zugleich halten: in jeder Hand zwei.

Spielen – aber nicht mit jedem!

Gerade noch war Ihr Baby jedermanns Sonnenschein – plötzlich lacht es nicht mehr alle Erwachsenen an. Skeptisch und ängstlich werden Fremde angeschaut, vielleicht weint Ihr Baby auch: Es »fremdelt«. Sogar wenn eine vertraute Person – zum Beispiel der Vater – einige Tage nicht da ist, kann es sein, dass das Baby danach auch ihm gegenüber kurze Zeit fremdelt.

Überraschung!

Ihr Baby hat jetzt sicher viel Freude am »Kuckuck!«-Spiel. Legen Sie dafür kurz ein dünnes Tuch über seinen Kopf und rufen Sie »kuckuck!« Dann ziehen Sie das Tuch schnell wieder weg. Bald wird Ihr Baby sich selbst das Tuch vom Kopf ziehen. Dieses Spiel mögen Babys ebenso gern mit vertauschten Rollen: Mama versteckt ihr Gesicht hinter dem Tuch, und das Kind zieht es weg.

Von der Universalsprache zur Muttersprache

Auch was das Sprechen angeht, macht Ihr Baby im zweiten Lebenshalbjahr wahrscheinlich große Fortschritte. In den ersten

FREMDELN = SCHUTZ
Das Fremdeln tritt in einer Entwicklungsphase auf, in der Ihr Kind die Welt zunehmend auf eigene Faust erforscht. Es ist eine natürliche Schutzreaktion gegenüber Unbekanntem, die besonders in früheren Zeiten der Menschheitsgeschichte überlebenswichtig war.

SPRACHLICH BEGLEITEN

Immer mehr rückt die sprachliche Frühförderung in den Vordergrund, wie internationale Vergleiche zeigen. Bekannte Wissenschaftler wie zum Beispiel Prof. Dr. Dr. Dr. Fthenakis vom Bayerischen Staatsinstitut für Frühpädagogik fordern bessere sprachliche Förderung in den frühen Jahren als Voraussetzung für das spätere Lernen.

Für den Psychologen Dr. Jaroslav Koch, auf den die PEKiP-Spiele zurückgehen (siehe Seite 39), war es schon in den 1960er Jahren wichtig, dass Eltern vielfältig mit ihrem Baby sprechen – auch wenn es die Sprache noch nicht aktiv beherrscht. Babys verstehen sehr früh, welche Begriffe zu welchen Gegenständen und Personen gehören. Sie können auch sehr früh Worte einer Tätigkeit zuordnen (»Hole mir den Ball!«). Sprechen Sie also viel mit Ihrem Kleinen. Erzählen Sie ihm, was Sie tun, wohin Sie zusammen gehen, ob Sie ihm einen roten oder gelben Pulli anziehen, dass Sie ihm einen Ball reichen ... Verwenden Sie eher kurze Sätze und viele Wiederholungen. Sprachspiele finden Sie auf Seite 104.

fünf bis sechs Monaten bilden Kinder in allen Ländern der Erde die gleichen Laute, ebenso wie gehörlose Babys (»Baby-Esperanto«). Erst danach passt sich Babys Sprache, beginnend mit der Lautbildung, an die Landessprache an.

Aus den Silbenketten (siehe Seite 29) entstehen im Alter von acht bis zehn Monaten Doppelsilben wie »da-da«, »ma-ma« oder »baba«. Ab wann damit wirklich nach den Eltern gerufen wird, ist von Kind zu Kind unterschiedlich: Ungefähr 50 Prozent der Einjährigen meinen mit »ma-ma« auch tatsächlich die Mutter.

Mit neun oder zehn Monaten kennt ein Baby bereits einige Begriffe, auch wenn es die Wörter selbst noch nicht sprechen kann. Wenn Sie Ihr Kind zum Beispiel fragen »Wo ist der Ball?«, wird es vielleicht schon nach dem genannten Spielzeug suchen.

Das Baby reagiert jetzt auf einfache Aufforderungen: Es winkt bei »winke, winke« oder klatscht in die Hände, wenn Sie es vormachen (siehe Seite 103). Das schöne alte Spiel »Wie groooß ist die Anna?« (Baby hebt die Arme: »Sooo groß ist die Anna!«) fördert das Sprachverständnis – und macht beiderseits riesig Spaß. Und mit Spaß lernt es sich bekanntlich am allerbesten!

Wie Ihr Baby die Welt jetzt sieht und begreift

Mit sieben oder acht Monaten möchte Ihr Baby ein Spielzeug, das ihm heruntergefallen ist, auch wieder zurückhaben. Damit fängt für Sie eine anstrengende Zeit an. Ihr Baby experimentiert jetzt fasziniert mit der Schwerkraft: Immer wieder muss es überprüfen, ob ein Spielzeug auch wirklich zu Boden fällt, wenn man es loslässt – es könnte ja auch mal nach oben fliegen!

Das Experiment verschafft Ihrem Baby noch eine weitere Erkenntnis: Es versteht jetzt erstmals, dass der nun am Boden liegende Gegenstand derselbe ist, den es gerade fallen gelassen hat. Es bekommt zunehmend eine Vorstellung von Ursache und Wirkung. Denken Sie bitte nicht, dass Ihr Kind Sie mit seinen oft recht ausgiebigen Schwerkraft-Experimenten ärgern will! Es geht nur begeistert seinem Drang nach, die Welt zu erkunden.

Forschen und entdecken

Etwas später werden Details, etwa Etiketten an Kuscheltieren, interessant. Ihr Baby erforscht diese kleinen Teile ganz genau. Gegen Ende des ersten Lebensjahres findet ein Kind ein Spielzeug, das vor seinen Augen unter einem von drei Bechern versteckt wurde – schon eine enorme Gedächtnisleistung!
Ihr Baby hat jetzt auch begriffen, dass es ein Spielzeug, das an einer Schnur befestigt ist – zum Beispiel eine Holzente auf Rädern – zu sich heranziehen kann.

WICHTIG: WANN IHR KIND ZUM ARZT SOLLTE

> Wenn der Moro-Reflex (schreckhaftes Öffnen der Arme, siehe Seite 24) über den sechsten Monat hinaus immer noch häufig bei Ihrem Baby ausgelöst wird.
> Wenn Ihr Baby mit sieben Monaten noch nicht ein Spielzeug von einer Hand in die andere geben kann.
> Wenn es sich mit acht Monaten nicht allein vom Rücken auf den Bauch dreht.
> Wenn es mit elf Monaten auffallend häufig danebengreift, wenn es zum Beispiel nach einem Spielzeug fasst.
> Wenn Ihr Baby mit etwa elf Monaten noch gar nicht krabbelt.

DIE ENTWICKLUNG IM 1. LEBENSJAHR: EINE ORIENTIERUNGSHILFE

	In Bauchlage	In Rückenlage
Erster bis dritter Monat	Liegt asymmetrisch (schief) mit gebeugten Armen und Beinen, Wange liegt auf der Unterlage; hebt den Kopf nur kurz hoch. Beugung der Arme und Beine lässt nach, Kopf wird einige Sekunden hochgehalten. Liegt mit geradem Rumpf, stützt sich auf Unterarme und Becken, hält den Kopf fast eine Minute hoch, dreht ihn nach beiden Seiten.	Liegt asymmetrisch (schief), Gliedmaßen sind gebeugt, Kopf zur Seite gedreht, reagiert auf laute Geräusche mit Moro-Reflex (Seite 24). Kann den Kopf kurz in der Mitte halten, Beugung der Arme und Beine lässt nach. Liegt mit geradem Rumpf, Moro-Reflex lässt nach.
Vierter bis sechster Monat	Stützt sich sicher auf die Unterarme, spielt mit Dingen, hält dabei das Gleichgewicht, hebt manchmal einen Arm. Streckt ab und an beide Arme nach vorn, versucht immer häufiger, in Bauchlage zu spielen. Liegt im sicheren Hand-Becken-Stütz (Arme gestreckt), »kippt« manchmal auf den Rücken.	Betastet seine Oberschenkel, später die Knie, rollt von einer Seite auf die andere. Übt in Rückenlage die spätere Sitzhaltung, rollt sich auf die Seite. Betastet seine Füße, rollt manchmal fast auf den Bauch.
Siebter bis zwölfter Monat	Versucht Bauch und Po hochzuheben. Dreht sich im Kreis; hebt einen Arm, stützt sich dabei mit dem anderen gut ab. Dreht sich vom Bauch auf den Rücken, rollt über beide Seiten, beginnt zu robben.	Führt die Füße zum Mund, spielt mit ihnen; spielt in Seitenlage. Dreht sich vom Rücken auf den Bauch. Bleibt kaum auf dem Rücken liegen.

Dreht sich aus der Rückenlage sofort auf den Bauch, krabbelt, zieht sich an niedrigen Gegenständen hoch.

Kommt jetzt aus dem Vierfüßlerstand zum selbstständigen Sitzen (zuerst seitlich, dann in den Langsitz).

Zieht sich an Möbeln hoch, läuft seitlich an ihnen entlang, erste Schritte (50 Prozent der Kinder bis zum ersten Geburtstag).

Das erste Jahr: Entwicklung in Riesenschritten

Greifen	Sozialer Kontakt/Sprache	Sehen und Begreifen
Handgreifreflex, Hände meist zur Faust geballt.	Hautkontakt wichtigstes Kommunikationsmittel, teilt sich durch Schreien mit.	Sieht klare Umrisse aus 22 bis 25 cm Entfernung, fixiert alles kurz.
Hände öfter geöffnet, vergebliche Greifversuche, der ganze Körper bewegt sich dabei mit.	Hautkontakt bleibt wichtig; manchmal reflektorisches Lächeln; Vokallaute wie »a«, »ä«.	Folgt mit den Augen einem Gegenstand, der sich seitlich bewegt, fixiert länger.
Ballt die Hände seltener zur Faust, bringt sie vorm Gesicht zusammen, betrachtet die Finger.	Das Baby lacht menschliche Gesichter an; produziert Gurgel- und Kehllaute.	Dreht den Kopf zur Seite, wenn es nach einer Geräuschquelle sucht.
Übt bewusst das Greifen, betastet alles und untersucht es mit dem Mund.	Lacht viel und jauchzend, aber auch »Dreimonatsangst« kann auftreten.	Schließt seine Augen, wenn plötzlich ein Gegenstand vor ihm erscheint.
Greift bewusst nach Dingen, gibt sie von einer Hand in die andere, greift nicht mehr mit ganzer Faust.	Das Baby lächelt nicht mehr alle spontan an; Blasreibelaute werden geübt.	Sucht prompt nach einer Geräuschquelle.
Greift diagonal über seinen Körper hinweg nach einem Spielzeug.	Unterscheidet Bekannte von Fremden; bildet Silbenketten, spielt mit Lautstärke.	Schaut einem zufällig heruntergefallenen Spielzeug nach.
Greift mit beiden Händen gut, kann gleichzeitig in jeder Hand ein kleines Spielzeug halten.	Schaut Fremde skeptisch an; spielt weiterhin mit der Lautstärke, flüstert.	Beugt sich vor, um heruntergefallenem Spielzeug nachzusehen (erkennt Höhe – Tiefe).
Fasst Spielzeug mit Daumen, Zeige- und Mittelfinger an.	Fremdelt deutlich (»Achtmonatsangst«).	Sucht versteckte Spielzeuge (z. B. unter einem Becher).
Lässt Spielzeug bewusst nach unten fallen.	Mag Kuckuck-Spiele; bildet Doppelsilben wie »da-da«.	Tastet in einen Becher hinein (Tiefe wird untersucht).
Streckt Zeigefinger u. Daumen; schlägt Dinge aneinander.	Ahmt Tätigkeiten Erwachsener nach; kennt einige Begriffe.	Interesse für Details, untersucht diese mit dem Zeigefinger.
Zangengriff: Zeigefinger und Daumen gebeugt.	Sagt zum Auto »brr«, zum Hund »wau, wau«.	Zieht ein Spielzeug an einer Schnur zu sich heran.
Hält in jeder Hand zwei kleine Bauklötze.	Bitte-danke-Spiele; evtl. erste Worte: »Mama«, »Papa«.	Findet ein Spielzeug unter einem von drei Bechern.

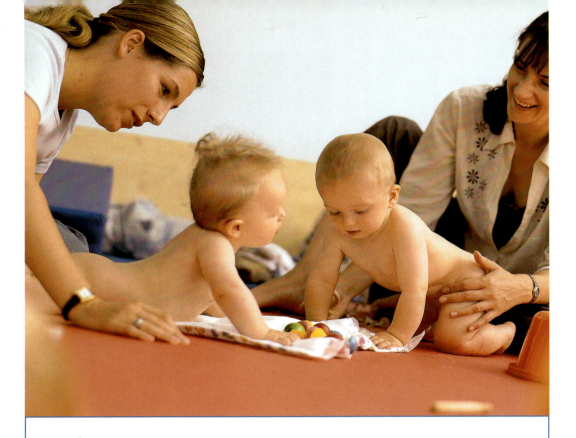

Das Prager-Eltern-Kind-Programm

Seit über dreißig Jahren besteht das Prager-Eltern-Kind-Programm (PEKiP) schon – das ist bemerkenswert in einer Zeit, in der sich vieles in der Pädagogik sehr schnell ändert und manche Ansätze ganz verschwinden. Seit 1973 treffen sich in Deutschland Mütter und Väter mit ihren Babys in den PEKiP-Gruppen. Bei den gemeinsamen Spielen wird die körperliche, geistige und emotionale Entwicklung der Babys gefördert, die Bindung zwischen Eltern und Kind wird unterstützt (siehe Kasten Seite 42).

PEKiP – was ist das?

Das Prager-Eltern-Kind-Programm wird in speziellen Eltern-Kind-Gruppen angeboten. Regelmäßige Treffen sollen die Entwicklung der Babys im gesamten ersten Lebensjahr begleiten.

Beim ersten PEKiP-Treffen sollte Ihr Baby erst vier bis sechs Wochen alt sein. Aber auch später kann die Teilnahme an einer Gruppe durchaus noch möglich sein (siehe Seite 45).

Babys und ihre verborgenen Talente

»Im Kind sind ungeheure Entwicklungsmöglichkeiten verborgen, von denen wir bis heute keine Ahnung haben.« Mit dieser These stand der Prager Psychologe Dr. Jaroslav Koch in den 1960er Jahren noch ziemlich allein da – die meisten Wissenschaftler gingen damals davon aus, dass Babys in den ersten Wochen und Monaten völlig unfähig seien (siehe Seite 11 f.).

Dr. Koch war jedoch davon überzeugt, dass schon Babys vieles können, wenn man ihnen optimale Entwicklungsbedingungen bietet. Für besonders wichtig hielt der Psychologe in diesem Zusammenhang die Bewegung: In einer Studie stellte er fest, dass Babys zufriedener waren und sich besser entwickelten als ihre Altersgenossen, wenn regelmäßig mit ihnen gespielt wurde und sie sich dabei ausgiebig bewegen konnten. Koch bemerkte außerdem, dass sich die Babys nackt viel mehr bewegten, als wenn sie angezogen waren.

Nackte Strampeleien

Dass nackte Babys aktiver und zufriedener sind, war eine wichtige Erkenntnis von Dr. Jaroslav Koch, die sich in der Praxis immer wieder bestätigt. Ohnehin sind die Kinder heute oft eingeengt – durch zu kleine Wohnungen beziehungsweise zu wenige freie Flächen ebenso wie durch zu enge Kleidung.

Dr. Koch war es sehr wichtig, dass Babys viel nackt sein können und sich frei auf dem Boden bewegen dürfen. Er fand die freie Bewegung für die gesamte Entwicklung eines Kindes sogar so bedeutend, dass er seine Idee »Erziehung durch Bewegung« nannte. Geben Sie Ihrem Kind möglichst oft diese Bewegungsfreiheit!

DR. JAROSLAV KOCH ...

... studierte in Wien und Prag Psychologie. Bis zu seinem Tod im Jahr 1979 war er am Institut für Mutter und Kind in Prag tätig. Im Mittelpunkt seiner wissenschaftlichen Arbeit stand die Entwicklung des Kindes im ersten Lebensjahr. Dr. Koch entwickelte verschiedene Bewegungsanregungen und legte damit den Grundstein für das PEKiP-Konzept.

Spiele – keine Übungen

Dr. Jaroslav Koch entwickelte Spiel- und Bewegungsanregungen, welche die Entwicklung des Babys nicht beschleunigen, sondern lediglich unterstützen sollen. Die Babys werden dabei auch nicht passiv bewegt, sondern dazu angeregt, selbst aktiv zu werden. So wird nicht nur ihre körperliche, sondern auch ihre geistige und emotionale Entwicklung gefördert.

Ein Beispiel: Bei verschiedenen Kursen in Säuglingsgymnastik werden die Babys »beturnt«, indem Mama oder Papa Babys Fußgelenke umfasst und die Beine des Kindes bewegt. Ein entsprechendes PEKiP-Spiel würde dagegen so aussehen: Das Baby liegt auf dem Rücken; seine Mutter hält einen an einer Schnur befestigten Wasserball so, dass er die Fußsohle des Kindes berührt (siehe Spiel Seite 64). Das Baby spürt den leichten Druck des Balls und kann selbst entscheiden, ob es strampeln und dagegentreten will oder nicht. Gleichzeitig erfährt das kleine Kind, dass es ganz allein einen so großen Gegenstand in Bewegung setzen kann!

Die Spiele fördern auch die Beziehung zwischen Eltern und Kind. Ihr Baby genießt dabei die Nähe zu Ihnen. Gleichzeitig wird es darin bestärkt, dass es schon allein in der Lage ist, die Beine zu bewegen, den Kopf zu halten – das stärkt von Anfang an sein Selbstbewusstsein. Mit Ihrer kleinen Unterstützung kann es sich aktiv entfalten und auch das wichtige Loslassen üben.

Eine Prager Idee kommt nach Deutschland

Frau Prof. Dr. Christa Ruppelt (1939-2001), eine deutsche Psychologin, lernte Dr. Koch 1964 auf einem Kongress in Wien kennen. Hier stellte er die Ergebnisse seiner Forschungen vor. Die Psychologin suchte zu dieser Zeit nach Möglichkeiten, Eltern im Umgang mit ihren Babys zu unterstützen. Sie hatte unter anderem mehrere Jahre in einer Erziehungsberatungsstelle gearbeitet und wusste, dass viele sich mit ihrem Neugeborenen allein gelassen fühlten: allein mit vielen Fragen, mit ihrer Unsicherheit im Familienalltag. Frau Dr. Ruppelt setzte Dr. Kochs Erkenntnisse um: Sie entwickelte ein Modell für die Arbeit in Eltern-Kind-Gruppen. Daraus ist ein festes pädagogisches Konzept geworden.

GROSSE NACHFRAGE
Heute nehmen in Deutschland wöchentlich etwa 60.000 Babys mit ihren Müttern oder Vätern an PEKiP-Kursen teil. Wegen der großen Nachfrage wird seit 1978 eine Fortbildung zur PEKiP-Gruppenleiterin angeboten (siehe Adressen Seite 123).

DIE PEKiP-IDEE WEITET SICH AUS

Die erste PEKiP-Gruppe fand 1973 in einer Familienbildungsstätte in Essen statt. In den vergangenen Jahren haben Mitarbeiterinnen aus unterschiedlichen pädagogischen Fachgebieten die anerkannte PEKiP-Fortbildung absolviert und integrierten die PEKiP-Idee in ihren Arbeitsfeldern: Viele Frühförderstellen bieten zum Beispiel PEKiP-Gruppen für Eltern mit Frühchen oder mit behinderten oder von Behinderung bedrohten Babys an. Viele Eltern empfinden es als hilfreich, sich hier auch mit anderen austauschen zu können. Diese Babys können aber selbstverständlich auch an einer gewöhnlichen Gruppe teilnehmen. Das Gleiche gilt auch für Schreibabys (siehe Seite 13) und Mehrlinge.

Des Weiteren bieten einige öffentliche Mutter-Kind-Einrichtungen (zum Beispiel für schwangere Minderjährige) wöchentlich PEKiP-Treffen an. In manchen Kinderkrippen wird wöchentlich nachmittags eine PEKiP-Gruppe für Mütter und Väter angeboten, deren Kinder dort vormittags betreut werden.
PEKiP ist international bekannt. Die Fortbildung wird in der Schweiz und in Österreich angeboten. Fachfrauen aus Ländern wie Südkorea und Lettland, aus fernen Städten wie São Paulo und Hongkong haben das PEKiP-Zertifikat in Deutschland erworben und verbreiten das Programm in diesen Regionen. Sogar nach Prag wird PEKiP heute »reimportiert«! Auch dieses Buch wurde in mehrere Sprachen übersetzt.

PEKiP in der Gruppe

Mit den Bewegungsanregungen des Prager-Eltern-Kind-Programms können Sie die Entwicklung Ihres Babys bis zum sicheren Laufenlernen begleiten und positiv beeinflussen – ob Sie die Spiele nun zu Hause allein mit Ihrem Baby, gemeinsam mit einer anderen Mutter und deren Kind oder in einer PEKiP-Gruppe mit mehreren Eltern und ihren Babys durchführen.

Die Gruppen bieten Ihnen aber darüber hinaus noch Kontaktmöglichkeiten zu anderen Eltern – und Ihr Baby lernt ebenfalls Freunde »seines Formats« kennen. So entsteht ein lebendiger Austausch, und die Individualität jedes Babys, jeder Familie wird sichtbar. PEKiP-Gruppen werden von verschiedenen Institutionen – etwa Familienbildungsstätten – angeboten. Informationen zu PEKiP-Gruppen in Ihrer Nähe erhalten Sie über den PEKiP-Verein (siehe Seite 123).

Babys fester Freundeskreis

In einer PEKiP-Gruppe treffen sich maximal sechs bis acht Babys mit ihren Müttern oder Vätern. Die Babys sind zu Beginn der Gruppenarbeit im Idealfall erst vier bis sechs Wochen alt. Die Gruppen bleiben in der Regel das ganze Jahr über gleich – es treffen sich also immer wieder dieselben Babys.

Die feste Zusammensetzung der Gruppe ist eine wichtige Voraussetzung dafür, dass sich die Kleinen in ihrem ersten fremden Kreis wohl und geborgen fühlen. Ein »Kaffee-Treff mit Babys«, beim dem die Teilnehmer wöchentlich wechseln, kann deshalb eine PEKiP-Gruppe nicht ersetzen – auch wenn solche Treffen natürlich wichtige und schöne Kontaktmöglichkeiten sein können. In der PEKiP-Gruppe geht es aber darüber hinaus darum, die Entwicklung Ihres Kindes im gesamten ersten Lebensjahr kontinuierlich zu begleiten.

Anregungen und Austausch

Die Gruppe trifft sich einmal wöchentlich für 90 Minuten unter Anleitung einer ausgebildeten PEKiP-Gruppenleiterin oder eines Gruppenleiters. Der Raum ist angenehm warm, damit die Babys nackt sein können. Die Eltern lernen Spiel- und Bewegungsanregungen kennen, welche die Gruppenleiterin ihnen mithilfe einer Puppe zeigt. Mit der Zeit können sie aus vielen Anregungen auswählen, was im Moment das Richtige für ihr Kind ist. Die Eltern sollten die Spiele möglichst oft wiederholen: So lernt ihr Baby sie am besten.

Neben den Spielanregungen ist auch das »Drumherum« fester Bestandteil der PEKiP-Treffen: Während die Kinder ausgezogen, angezogen oder gestillt werden, haben die Erwachsenen Zeit für Gespräche. Dabei geht es natürlich oft um die veränderte Situation mit dem Baby (siehe Seite 10). Viele Institutionen bieten PEKiP-Gruppen mit zusätzlichen regelmäßigen Gesprächsabenden an.

DIE ZIELE DER PEKiP-GRUPPEN AUF EINEN BLICK

Jedes Kind wird in der PEKiP-Gruppe durch Bewegungs-, Sinnes- und Spielanregungen in seiner Entwicklung begleitet und unterstützt. Die Bindung und Beziehung zwischen den Eltern und ihrem Kind wird gestärkt. Erfahrungsaustausch und Kontakte zwischen den Eltern werden ermöglicht und gefördert. Das Baby kann Kontakt zu gleichaltrigen Kindern und zu anderen Erwachsenen knüpfen und erste Freundschaften schließen.

Kontakte zwischen den Kleinsten

Ihr Baby findet in der PEKiP-Gruppe ebenfalls adäquate »Ansprechpartner«: die anderen Babys. Die Kinder sollten dabei alle ungefähr gleichaltrig sein, weil Babys in jedem Alter auf unterschiedliche Art Kontakt knüpfen. So wird ein drei Monate altes Baby durch Blicke Kontakt zu anderen Babys aufnehmen, mit neun Monaten dagegen krabbelt es vielleicht schon durch den Raum und sucht sich so seine Spielkameraden.

Babys sind gesellig

Noch vor kurzem war man der Ansicht, dass Kinder unter drei Jahren nicht fähig seien, Kontakt zueinander zu knüpfen: Dass sogar schon zehn Monate alte Babys miteinander spielen, war einfach undenkbar! Der Sozialwissenschaftler Prof. Dr. Hans Ruppelt bewies jedoch mithilfe wissenschaftlicher Untersuchungen, wie vielfältig die Beziehungen der Kinder untereinander schon sind. Bereits ab dem dritten Monat suchen Babys zunehmend die Begegnung mit Gleichaltrigen. Anfangs nehmen sie Blickkontakt auf, wenig später greifen sie nach dem anderen Baby, wenden sich ihm zu oder versuchen sich in seine Richtung zu bewegen. Auch durch Laute, Mimik und Lächeln zeigen die Kleinen dem anderen Baby ihr Interesse.

GEBEN UND NEHMEN
Mit etwa einem Jahr beginnen Kinder Kontakte zu knüpfen und Freundschaften zu schließen, indem sie ihr Spielzeug untereinander austauschen.

Eine Chance – auch für die Väter

In der Regel nehmen die Mütter mit ihren Babys an den PEKiP-Gruppen teil. Die meisten Väter sind voll berufstätig, Mütter arbeiten oft Teilzeit oder sind mit dem Baby ganz zu Hause. Väter können deshalb vergleichsweise selten zu den PEKiP-Gruppen kommen, denn diese finden meist an Wochentagen statt.

Aber auch junge Väter sollten die schöne Erfahrung genießen dürfen, abseits vom Alltagstrubel Zeit zum Spielen mit dem Baby zu haben! Einige Gruppenleiterinnen beziehungsweise Gruppenleiter bieten deshalb zusätzlich ab und an samstags eine spezielle PEKiP-Stunde an – nur für die Väter mit ihren Babys. In einigen Familienbildungsstätten gibt es auch ständige PEKiP-Kurse für Väter, die dann immer samstags stattfinden.

Bindung ist wichtig – loslassen auch!

Im ersten Halbjahr basieren die PEKiP-Anregungen vor allem auf dem engen Kontakt zur Mutter oder zum Vater; es geht darum, die Eltern-Kind-Beziehung zu unterstützen. Zur Bindung gehört aber auch Loslassen – von beiden Seiten.

In einer PEKiP-Gruppe findet Ihr Kind die besten Voraussetzungen dafür, allmählich auch das Loslassen zu lernen und selbstständiger zu werden: Die Babys kennen den Raum, die anderen Kinder und deren Eltern. Wenn sie beweglicher werden, können die Kleinen in dieser vertrauten Umgebung erste Versuche machen, sich von Mama oder Papa zu lösen. Anfangs reicht eine Entfernung von einem halben Meter – gleich darauf sucht das Baby wieder die gewohnte Sicherheit.

Langsam werden die Erkundungsreisen Ihres Babys immer länger. Zum Schluss reicht der Blick zu Ihnen von der anderen Seite des Raumes, um Ihrem Baby das Gefühl der Geborgenheit, aber trotzdem auch der wachsenden Selbstständigkeit zu geben. Im PEKiP finden Sie viele Anregungen, um die Entwicklung zur Selbstständigkeit zu fördern.

DIE VERTRAUTE INSEL

Den PEKiP-Raum kenne ich schon lange – vor allem aus der Perspektive von unserem Platz aus. Aber seit ich krabbeln kann, könnte ich den ganzen Raum erkunden. Zu Hause geht das schon ziemlich flott. Hier in der PEKiP-Gruppe blieb ich bisher in der Nähe meiner Mami, meiner vertrauten Insel.

Heute aber will ich das Drumherum erforschen und entferne mich von ihr. Nach zwei Metern werfe ich vorsichtshalber einen Blick zurück. Sie ist immer noch da! Das gibt mir Sicherheit weiterzukrabbeln und weiter zu forschen. Ich sehe meine Mami zwar nicht, aber ich weiß, sie ist hier in meiner Nähe!

Nach einer Weile kehre ich zu ihr zurück. Ich kuschele ein wenig mit ihr. Das gibt mir neue Energie – als würde ich an einer Tankstelle Kraftstoff tanken!

Ich sehe die neu aufgebaute Krabbellandschaft. Die zieht mich magisch an. Neugierig lasse ich meine Mami hinter mir zurück und steuere auf das aufregende Unbekannte zu. Ich weiß ja, dass es die vertraute Insel gibt ... meine »Tankstelle«!

OFT GEFRAGT

Rund um die PEKiP-Gruppen

Kann ich mit meinen Zwillingen eine PEKiP-Gruppe besuchen?

Selbstverständlich! Hilfreich wäre es, wenn jemand Sie begleiten könnte, um mit einem Ihrer Kleinen zu spielen. Diese Person sollte immer dieselbe sein. Falls das nicht möglich ist, besuchen Sie die Gruppe zu dritt: Im Alltag müssen Sie ja auch oft allein mit Ihren Zwillingen zurechtkommen.

Meine zweijährige Tochter ist eifersüchtig, wenn ich mit ihrem Bruder zu PEKiP gehe und sie bei der Oma bleibt. Was soll ich tun?

Fragen Sie die Gruppenleiterin, ob es ausnahmsweise möglich ist, dass Sie Ihre ältere Tochter zu einem Treffen mitnehmen. Sie kann sich nämlich nicht vorstellen, was Sie und der kleine Bruder im PEKiP tun, und möchte es gern verstehen. Danach sieht sie das Ganze wahrscheinlich etwas anders: Nur nackte Babys – da ist es bei der Oma doch viel schöner! Sagen Sie auch nicht zu Ihrem Kind: »Du musst zur Oma, weil wir ins PEKiP gehen«, sondern »Du darfst heute zur Oma ...«. Das hat eine ganz andere Wirkung und gibt Ihrem älteren Kind das Gefühl, auch etwas Besonderes zu erleben.

Unsere Tochter ist schon acht Monate. Können wir noch eine PEKiP-Gruppe besuchen?

PEKiP ist als Entwicklungsbegleitung ab der 4./6. Lebenswoche (nach der U3-Vorsorgeuntersuchung, siehe Seite 19) bis zum sicheren Laufen gedacht. Die Kurse werden in der Regel in drei bis vier Blöcken (je acht- bis zwölfmal ein wöchentliches Treffen) angeboten. Da manchmal Teilnehmer früher aufhören müssen, werden vereinzelt Plätze frei. Erkundigen Sie sich in den bestehenden Gruppen. Möglicherweise braucht Ihre Tochter etwas länger, um sich an die Gruppe zu gewöhnen. Im ersten Lebenshalbjahr steht im PEKiP die Bindung zur Bezugsperson im Vordergrund, im zweiten Halbjahr Loslassen und Selbstständigkeit. Falls Sie das Gefühl haben, Ihre Kleine braucht bei den ersten Treffen eher Geborgenheit, geben Sie ihr diese!

Wie finde ich eine passende PEKiP-Gruppe in meiner Nähe?

Unter der Internet-Adresse www.pekip.de erfahren Sie, wo es in Ihrer Nähe PEKiP-Gruppen gibt. PEKiP-Gruppen werden ausschließlich von ausgebildeten Leiterinnen mit PEKiP-Zertifikat durchgeführt.

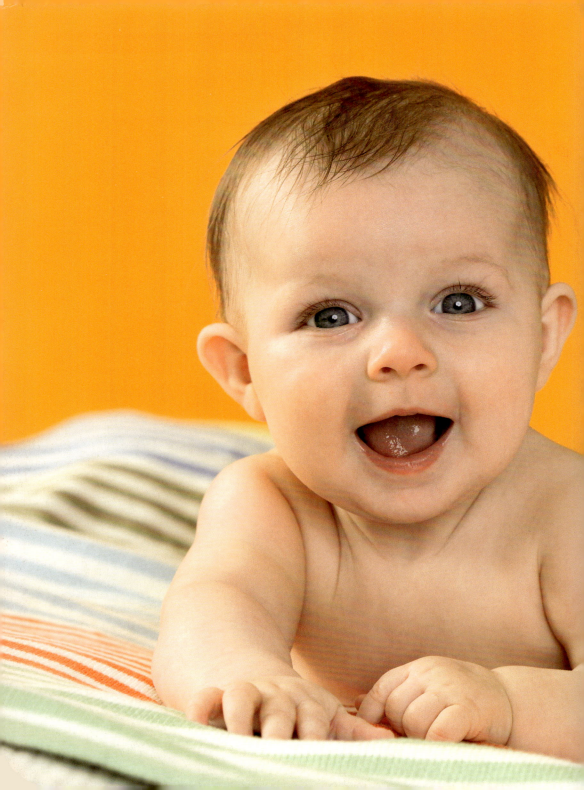

SPIELE UND ANREGUNGEN

Ihr Kind hat besondere Talente und einen unverwechselbaren Charakter. Mit den folgenden Spielanregungen begleiten Sie seine gesunde Entwicklung optimal.

Gut vorbereitet beginnen 48
Spiele für das erste Vierteljahr 54
Spiele für das zweite Vierteljahr 70
Spiele für das zweite Halbjahr 82

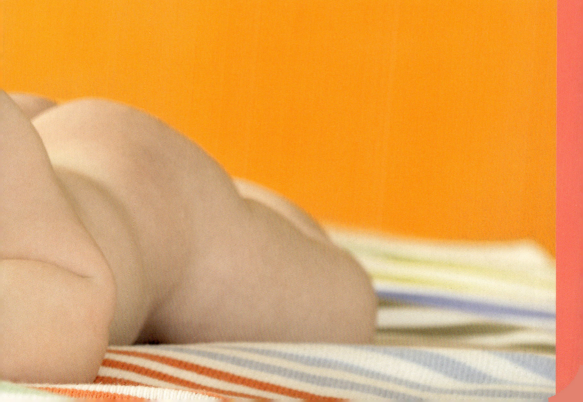

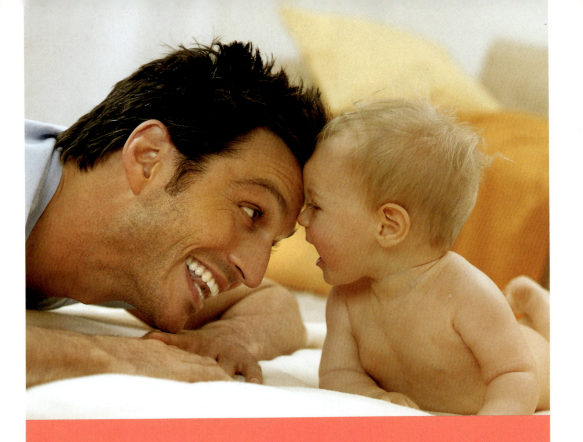

Gut vorbereitet beginnen

Wenn ein Baby geboren wird, müssen natürlich zuerst seine Grundbedürfnisse nach Nahrung, Wärme, Ruhe, Zärtlichkeit und Nähe befriedigt werden. Doch kaum ist es ein paar Tage alt, verlangt Ihr Kind schon nach neuen Erfahrungen: Es möchte sich weiterentwickeln und seine Fähigkeiten entfalten. Auf den folgenden Seiten finden Sie hilfreiche Tipps zur Vorbereitung Ihrer gemeinsamen kleinen Spiele – dann kann es auch schon losgehen. Genießen Sie die gemeinsame Zeit!

Das Wann und Wie

Reservieren Sie für das Spielen möglichst eine bestimmte Zeit am Tag, in der Sie sich ungestört auf Ihr Kind einlassen können.

Ihr Baby sollte ausgeschlafen sein. Achten Sie darauf, wie es sich fühlt: Hat es zum Beispiel Durst, sollte es natürlich trinken oder gestillt werden. Für Ihr Baby ist es aber auch ein schönes Gefühl, nach der gemeinsamen Spielzeit an Mamas Brust zu trinken. Sollten Sie es gerade erst gestillt haben, wählen Sie anschließend ruhigere Spiele aus, zum Beispiel solche für Hände und Füße (siehe ab Seite 62), damit Ihr Kind nicht aufstößt.

Für die Spiele sollten Sie Ihr Baby möglichst immer ganz ausziehen (siehe Seite 39). Dafür muss der Raum schön warm sein, also etwa 25 bis 27 °C. Achten Sie darauf, dass Ihr Baby keiner Zugluft ausgesetzt ist, und breiten Sie eine Decke auf dem Boden aus. Es ist wichtig, dass Sie sich auf die Ebene Ihres Babys begeben, also ebenfalls am Boden sitzen. Am besten tragen Sie nur leichte Sachen, so hat Ihr Baby mehr Hautkontakt mit Ihnen. Legen Sie Störendes ab, etwa Armbanduhr, Schmuck oder Gürtel.

Behutsam eingestimmt

Sprechen Sie beim Spielen mit Ihrem Baby, schauen Sie es an, streicheln Sie es. Vor allem in den ersten Wochen braucht es viel Körperkontakt, wenn es nackt ist – das gibt ihm Sicherheit.

Wählen Sie immer nur wenige Anregungen aus. Auch Verschnaufpausen und ruhigere Phasen gehören zur Spielzeit, beispielsweise Erfahrungen mit Materialien wie dem Tastsäckchen von Seite 115. Sicher liebt Ihr Baby auch die Momente, in denen Sie einfach nur neben ihm liegen und ihm in die Augen schauen!

Niemand kommt zu kurz

Selbstverständlich können Mama und Papa die Spielstunden gemeinsam begleiten. Auch ältere Geschwister sollten ruhig ab und an dabei sein dürfen: So merken sie, dass sie nichts versäumen – ein gutes Mittel gegen die Eifersucht! Außerdem können Mutter und Vater abwechselnd mit den »Großen« etwas Besonderes unternehmen, während der andere Elternteil mit dem Baby spielt.

WICHTIG

Sie und Ihr Baby sollen vor allem eine schöne gemeinsame Spielzeit haben – ohne dass Ihr Kind auf ein Ziel hin »trainiert« wird. Sie geben ihm lediglich eine kleine Anregung, etwa eine einleitende Bewegung, Ihr Kind führt die weitere Bewegung selbstständig aus. So stärken Sie auch sein Selbstbewusstsein.

Wie Sie das Verhalten Ihres Babys richtig deuten

Babyforscher haben den Tagesrhythmus von Babys in wechselnde Bewusstseinszustände eingeteilt. Sie als Eltern können diese unterschiedlichen Zustände ebenfalls erkennen. So können Sie aus dem Verhalten Ihres Babys ablesen, ob es spielen will oder eher Ruhe braucht. Je jünger Ihr Kind ist, umso wichtiger ist dies!

In der Regel unterscheidet man folgende sechs Zustände:

> Im ruhigen Wachzustand bewegt das Baby sich kaum, ist aber aufmerksam: Die Augen sind weit geöffnet. Dieser Bewusstseinszustand eignet sich gut für ruhige Spiele, bei denen das Kind zum Beispiel das Gesicht der Mutter oder einen Gegenstand mit den Augen verfolgt. Später können Sie in dieser Phase auch feinmotorische Spiele (siehe ab Seite 84) anbieten.

> Der aktive Wachzustand ist die beste Spielzeit. Jetzt bewegt sich das Baby häufig, gibt Laute von sich, und seine Augen wandern herum. Es scheint Ihnen zu sagen: »Mir geht es gut. Ich brauche Kontakt!« Jetzt sind Bewegungsspiele angesagt. Je älter ein Baby wird, desto länger ist diese aktive Phase. Wichtig ist, dass Babys mit der Zeit lernen, sich nun auch allein zu beschäftigen.

> Durch das Schreien (oft mit Quengeln und Weinen als Vorstufe) teilt das Baby uns mit, dass es Hunger hat oder sich nicht wohl fühlt. Ihr Kind beruhigt sich meist, wenn Sie es hochnehmen, an Ihre Schulter legen und liebkosen. Dies tun Eltern meist intuitiv. Klingt das Unbehagen durch Nähe und Wärme ab, ist das Baby danach oft im aktiven Wachzustand.

> Schläfrig ist ein Baby vor dem Einschlafen oder nach dem Aufwachen. Seine Augen wirken fast teilnahmslos und sind oft glasig, viele Babys runzeln die Stirn, die Lider werden schwer. Lassen Sie Ihrem Baby Zeit einzuschlafen bzw. wach zu werden.

> Im ruhigen Schlaf ist das Gesicht entspannt; die Lider sind geschlossen und bewegen sich nicht. Das Baby bewegt sich kaum.

> Die Hälfte der Schlafenszeit besteht aus dem aktiven Schlafzustand, der etwa alle 30 Minuten in die Phase des ruhigen Schlafes wechselt. Die Augen des Babys sind meist geschlossen, abgesehen von gelegentlichem Blinzeln; Mund- und Augenbewegungen sind häufig: der REM-Schlaf (rapid eye movement).

WICHTIG

Beim REM-Schlaf bewegen sich die Augen unter den geschlossenen Lidern. Da ihr Baby Arme und Beine bewegt und unregelmäßig atmet, denken Eltern häufig, dass es am Aufwachen ist. Nehmen Sie Ihr Baby in dieser Phase jedoch bitte nicht hoch – in der Annahme, es möchte beruhigt werden. Es verlernt sonst, von selbst zum ruhigen Schlaf zurückzufinden.

So finden Sie das richtige Spiel

Anfangs werden Sie sich zu Beginn der Spielzeit sicher häufig fragen: Welches Spiel könnte meinem Kind jetzt gefallen? Orientieren Sie sich dabei am aktuellen Entwicklungsstand Ihres Babys und probieren Sie die entsprechenden Anregungen mit ihm aus – das ist vor allem anfangs sicher am einfachsten und sinnvollsten. Lesen Sie dazu die Anregungen, die dem Entwicklungsstand Ihres Babys entsprechen. Dann wählen Sie ein Spiel aus, das Ihrer Meinung nach Ihrem Baby gerade Spaß machen könnte.

Versuchen Sie bei jedem Spiel zu erspüren, ob es Ihrem Baby gefällt und ob es die Bewegung wirklich selbst ausführt. Ist das nicht der Fall, beenden Sie das Spiel bitte gleich. Machen Sie eine kurze Kuschelpause und bieten Sie Ihrem Kind nach einer Weile noch einmal dasselbe oder ein anderes Spiel an. Viele Anregungen für die ersten Monate eignen sich übrigens auch für ältere Babys. Nach einiger Zeit kennen Sie die Favoriten Ihres Babys, mit denen Sie es immer wieder erfreuen können.

Einfühlsam begleiten

Wenn Sie einige Zeit regelmäßig mit Ihrem Baby spielen, werden Sie bei der Auswahl der Spiele immer sicherer. So sehen Sie vielleicht, dass Ihr Baby sich bemüht, in Bauchlage seinen Kopf hochzuhalten. Dabei gibt es möglicherweise immer wieder rasch auf, weil ihm die Position zu anstrengend ist. Wenn Sie nun eine entsprechende Anregung wählen, können Sie Ihrem Baby die Bauchlage erleichtern (etwa mit den Spielen in Bauchlage ab Seite 64).

Während des Spielens sollten Sie Ihr Kind weiter aufmerksam beobachten, um zu sehen, ob Sie die richtige Entscheidung getroffen haben. Ihr Kind wird Ihnen deutlich zeigen, ob ihm das Spiel gefällt – und Sie lernen Ihr Baby so immer besser kennen.

GU-ERFOLGSTIPP

Orientieren Sie sich stets am derzeitigen Entwicklungsstand Ihres Babys – nicht nur an seinem Alter (siehe ab Seite 22). Beobachten Sie Ihr Baby gut: Wie geht es ihm im Moment? Möchte es sich eher austoben oder hat es Lust auf eine ruhige Spiel- und Schmuserunde? In den PEKiP-Gruppen ist wichtig, die Babys auf diese Weise zu beobachten. Planen Sie auch zu Hause genug Zeit dafür ein. Nachdem Sie alles für die Spielzeit vorbereitet haben, beobachten Sie Ihr nackt auf der Unterlage liegendes Kind drei bis fünf Minuten: Wie liegt es? Was machen die Beine, Arme, Hände, Füße? Was sagt seine Mimik, was sagen seine Augen? Auch im Alltag können Sie Ihr Kind ab und zu auf diese Weise beobachten – und seine Entwicklung bewundern.

Ein paar »Spielregeln«

Wiederholen Sie alle Bewegungs- und Spielanregungen möglichst oft, dann merkt sich Ihr Baby schnell, was zu welchem Spiel gehört: Bald freut es sich beim Anblick des Wasserballs, dass es gleich darauf hin- und herschaukeln wird.

Versuchen Sie die Spiele möglichst immer auf beiden Seiten durchzuführen. Dasselbe gilt fürs Hochnehmen und Tragen des Babys – so schonen Sie auch Ihren eigenen Rücken.

Bei vielen Spielen müssen Sie Ihr Baby hochheben. Dabei verwenden Sie bitte immer die beiden sicheren Griffe von Seite 53.

Bekannte Spiele – immer wieder neu

Viele der Anregungen für die ersten Lebensmonate eignen sich ebenso für ältere Babys. Bei vielen der Spiel- und Bewegungsanregungen auf den folgenden Seiten finden Sie darüber hinaus Variationsmöglichkeiten, sodass sie stets aufs Neue interessant für Ihr immer mobiler werdendes Baby sind. Vergessen Sie im Alltag mit Ihrem Kind nicht: Spielzeit kann immer sein – ob beim An- und Ausziehen, nach dem Baden oder auf dem Wickeltisch.

TIPP: Spielsachen

Ihr Baby braucht nur wenige Spielsachen. Einfaches, schönes Spielzeug sollten Sie immer greifbar haben. Sie können es auch selbst anfertigen (siehe ab Seite 115). Folgendes eignet sich für die PEKiP-Spielanregungen:

Im ersten Vierteljahr:

> Wasserball (Durchmesser 30 cm) mit nur einer einzigen Außennaht. Er sollte kein zu unruhiges Muster haben.
> einige kleinere Spielzeuge (roter Greifring und Ähnliches)
> eine Babydecke

Im zweiten Vierteljahr zusätzlich:

> Wasserball (Durchmesser 40 cm)
> ein paar weitere kleine Spielzeuge, einige Plastikbecher
> eine schräge Ebene (siehe Seite 75)

Im zweiten Halbjahr zusätzlich:

> kleine Spielzeuge und Haushaltsgegenstände (Kochlöffel, Plastikdosen, Töpfe)
> für Krabbel- und Kletterspiele: Stuhl, Haushaltsleiter, Bügelbrett, Matratze oder Koffer
> ein Ball (zum Fußballspielen)
> ein dünnes Tuch, ein Bilderbuch

Gut vorbereitet beginnen 53

Wichtige Griffe für Spiel und Alltag

Schalengriff

1 › Halten Sie Ihr Kind mit beiden Händen seitlich am Rumpf fest – so fühlt es sich ganz sicher.

› Ihre Daumen liegen dabei auf dem Brustkorb, die anderen Finger leicht gespreizt am Rücken des Babys. So bilden Ihre Hände eine breite »Schale« um den Körper Ihres Kindes. Fassen Sie es nicht direkt unter den Achseln an – das könnte ihm wehtun –, sondern etwas weiter unten.

Über die Seite hochnehmen

2 › Liegt Ihr Baby auf dem Rücken, fassen Sie es im Schalengriff am Rumpf. Drehen Sie es so, dass es seitlich liegt, und heben es in dieser Position langsam hoch. Ihr Baby kann dabei seinen Kopf selbst halten, ohne dass Sie ihn abstützen müssen.

› Um Ihr Baby wieder hinzulegen, bringen Sie es in die Seitenlage und legen es vorsichtig hin: Zuerst berühren Babys Hüfte und Schulter die Unterlage, dann wird der Kopf abgelegt.

TIPP
Nehmen Sie Ihr Baby grundsätzlich mit diesen Griffen auf. Probieren Sie beide Griffe einige Male aus. Sie werden selbst spüren, dass Sie Ihr Baby damit sehr sicher hochnehmen und halten können.

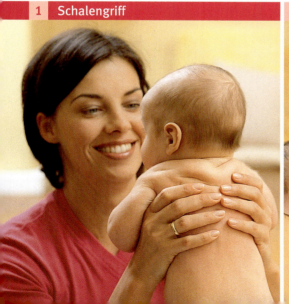

1 Schalengriff

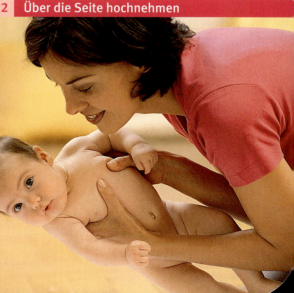

2 Über die Seite hochnehmen

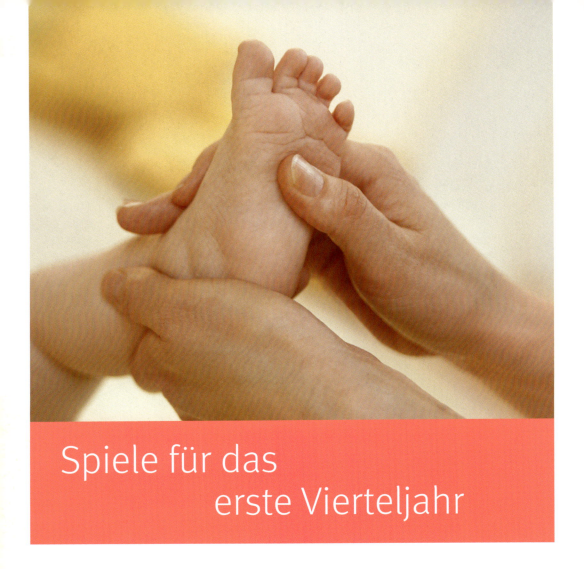

Spiele für das erste Vierteljahr

Schon in den allerersten Tagen können Sie mit Ihrem Neugeborenen auf vielfältige Weise spielen. Welche Spielzeuge Sie bei den Spielanregungen im ersten Vierteljahr einsetzen können, haben Sie im Kasten auf Seite 52 gelesen. Bei vielen Spielen muss Ihr Baby hochgehoben werden: Fassen Sie es dazu im sicheren Schalengriff und nehmen Sie es über die Seite hoch (siehe Seite 53). Bitte lesen und probieren Sie diese Abläufe erst genau, bevor Sie mit den Spielen beginnen.

Die sicheren Griffe sind auch im Alltag sehr nützlich: Ist Ihr Baby beispielsweise auf Ihrem Arm eingeschlafen und Sie möchten es ins Bett legen, vermeiden Sie durch das seitliche Ablegen, dass es aufwacht. Gerade bei einem jungen Baby kann nämlich der Moro-Reflex (siehe Seite 24) ausgelöst werden, wenn Sie es direkt auf den Rücken legen: Es erschrickt dann und wacht wieder auf.

Achten Sie auch von Anfang an darauf, Ihr Baby nicht immer über die gleiche Seite hochzunehmen. Für seine Entwicklung ist es wichtig, dass Sie es gleichmäßig abwechselnd über die linke und die rechte Seite hochnehmen und hinlegen. So lernt Ihr Baby beispielsweise, seinen Kopf nach beiden Seiten auszubalancieren.

Beweglicher Kopf und flinke Augen

In den ersten drei Monaten lernt Ihr Baby zuerst etwas ganz genau zu betrachten: Mamas oder Papas Gesicht oder einen kleinen, gut sichtbaren Gegenstand. Kurze Zeit später erweitert sich sein Blickfeld, und das Baby kann das interessante Objekt dann auch mit den Augen verfolgen, wenn dieses sich langsam bewegt.

Nach einigen Wochen dreht Ihr Baby auch seinen Kopf mit, wenn sich die Person beziehungsweise der Gegenstand langsam von einer Seite zur anderen bewegt. Mit den Spiel- und Bewegungsanregungen auf den folgenden Seiten können Sie diese Entwicklung unterstützen.

Entwicklung optimal fördern

Weicht die Entwicklung Ihres Kindes auffällig von den Angaben in der Tabelle auf den Seiten 36 und 37 ab oder ist Ihr Kind behindert oder von Behinderung bedroht, sollten Sie sich bei Ihrem Kinderarzt erkundigen, wie Sie die Entwicklung Ihres Babys optimal unterstützen können. Sicher wird er Ihnen gern sagen, welche Spiel- und Bewegungsanregungen speziell für Ihr Kind geeignet sind.

GU-ERFOLGSTIPP

Viele Erwachsene versuchen ein weinendes Baby zu beruhigen, indem sie eine Rassel hastig über seinem Gesicht hin und her bewegen – meist mit dem Ergebnis, dass das Baby noch mehr schreit. Es kann sein Gleichgewicht nicht selbst wiederherstellen, da zu viel auf es einströmt. Legen Sie sich einmal auf den Rücken und bitten jemanden, 25 Zentimeter über Ihrem Gesicht einen Schlüsselbund zu bewegen: ein Gefühl von Angst und Bedrohung! Zeigen Sie Ihrem weinenden Baby lieber Ihr Gesicht oder ein einfaches Spielzeug und sprechen beruhigend mit ihm. Wenn das nicht hilft, legen Sie Ihr Kind an Ihre Schulter, streicheln es und gehen mit ihm etwas auf und ab.

Wer ist denn da?

> **Das ist neu:** ein Gesicht fixieren.

> Ihr Baby liegt auf dem Rücken. Sie zeigen ihm im Abstand von 20 bis 25 Zentimetern Ihr Gesicht, sprechen mit ihm und lächeln es an.

> **Was tut Ihr Baby?** Es versucht Ihre Augen oder Ihren Mund anzusehen. Anfangs gelingt ihm das nur kurze Zeit. Wenn es ihm zu anstrengend wird, wendet es die Augen ab.

> **Und später?** Mit der Zeit betrachtet es Ihr Gesicht immer länger.

Jetzt gibt's was zu sehen!

> **Sie brauchen:** ein Spielzeug, etwa einen roten Greifring.

> **Das ist neu:** ein Spielzeug fixieren.

> Zeigen Sie Ihrem Kind das Spielzeug.

> **Was tut Ihr Baby?** Es wird das interessante Objekt anschauen. Anfangs nur kurz, mit der Zeit immer länger. Schließlich wendet es seine Augen ab – Zeit für etwas anderes!

Wo ist es hin?

> **Sie brauchen:** eventuell ein kleines, gut erkennbares Spielzeug – zum Beispiel einen roten Greifring.

> **Das ist neu:** einem Spielzeug oder Ihrem Gesicht nachsehen.

> Bewegen Sie das Spielzeug (oder einfach Ihr Gesicht) ganz langsam vor den Augen Ihres Babys hin und her.

> **Was tut Ihr Baby?** Ihr Kind hat die Möglichkeit, der Bewegung mit den Augen zu folgen.

> **Und später?** Ihr Kind dreht seinen Kopf in die Richtung, in die sich der Gegenstand bewegt. Nach einigen Wochen können Sie das Spielzeug auch zu Babys Füßen hin und wieder zurück Richtung Kopf bewegen. Gegen Ende des dritten Monats können Sie es langsam über dem Gesicht Ihres Babys kreisen lassen.

WICHTIG
Bewegen Sie den Gegenstand beziehungsweise Ihr Gesicht nur langsam und nur so weit, wie Ihr Baby ihm mit Augen und Kopf folgen kann.

Schaukelpartie à la Mama

› **Sie brauchen:** ein Kissen für Sie zum Anlehnen.

› **Das ist neu:** auf Mamas Oberschenkeln schaukeln.

1 › Setzen Sie sich auf den Boden und lehnen sich an die Wand. Winkeln Sie Ihre Beine etwas an und legen Ihr Baby mit dem Rücken auf Ihre Oberschenkel. Sein Kopf liegt auf Ihren Knien und sein Po in Ihrem Schoß. Babys Beine sind angewinkelt.

› Bieten Sie ihm die Spiele von Seite 56 an. Durch den engen Körperkontakt entsteht eine besonders innige Atmosphäre. In dieser Haltung (ohne Schaukeln) kann Ihr Baby sich auch ausruhen, etwa nach einem anstrengenderen Spiel.

› Wenn Sie Ihre Beine nach rechts und links bewegen, also leicht schaukeln, wird Ihr Baby versuchen die Lageveränderung auszugleichen, indem es den Kopf ausbalanciert.

Einmal hin – einmal her …

› **Das ist neu:** den Kopf langsam hin- und herdrehen.

2 › Ihr Baby liegt auf dem Rücken. Reichen Sie ihm Ihre Zeigefinger. Wenn Ihr Baby beide Finger festhält, bewegen Sie Ihre Hände ganz langsam und vorsichtig zur Seite. Schaut Ihr Baby gerade zur Seite, führen Sie die Finger zuerst in diese Richtung.

› **Was tut Ihr Baby?** Es wird mit den Augen Ihren und seinen Händen folgen und seinen Kopf dabei selbstständig drehen.

WICHTIG
Reichen Sie Ihrem Baby wirklich nur die Finger – halten Sie es auf keinen Fall an den Handgelenken fest!

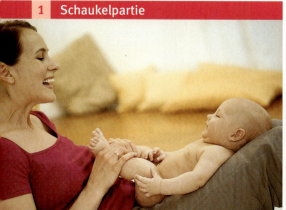

1 Schaukelpartie

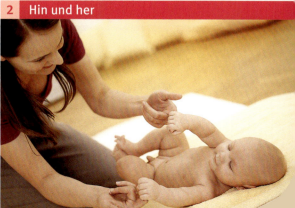

2 Hin und her

... Rundherum ist gar nicht schwer!

> **Das ist neu:** bäuchlings liegen (ist gar nicht so einfach, aber wichtig fürs spätere Krabbelnlernen).

> Ihr Kind liegt nun auf dem Rücken. Umfassen Sie einen seiner Oberschenkel von außen, sodass Ihr Daumen an der Unterseite liegt, Ihre anderen Finger auf der Oberseite.

> **Dabei gilt:** Schaut Ihr Kind nach links, umfassen Sie das rechte Bein, schaut es nach rechts, nehmen Sie das linke.

> Führen Sie nun das umfasste Bein langsam über das andere Bein, sodass Ihr Baby sich auf den Bauch dreht.

> **Was tut Ihr Baby?** Mit Ihrer kleinen Hilfe kann es selbst aktiv werden, indem es Kopf und oberen Rumpf dreht, anhebt und auf den Bauch gelangt: »Schwups, ich habe es fast allein geschafft und mir den Bewegungsablauf gemerkt!«

> Oft bleibt der Arm, über den der Körper des Babys gerollt ist, »eingeklemmt«. Warten Sie kurz ab, ob es ihn aus eigener Kraft herausbekommt. Wenn nicht, streichen Sie mit der flachen Hand von seinem Hinterkopf bis zum Po. Durch den sanften Druck kann das Baby den Arm befreien. Wenn der Arm jedoch

---

TIPP: Die Kunst des Drehens

> Bei diesem Spiel geht es noch nicht darum, dass Ihr Baby sich willentlich vom Rücken auf den Bauch dreht! Selbstständig kann ein Baby dies mit etwa einem halben Jahr. Sie nützen bei dem Spiel aber einen der angeborenen Reflexe, die »massenhafte Bewegung« (siehe Seite 24). So kann Ihr Baby den »Weg« von der Rückenlage auf den Bauch genau spüren, weil sein Körper dabei stets in Kontakt mit dem Boden bleibt. Das

ist wichtig für das spätere eigenaktive Umdrehen.

> Wie bei fast allen PEKiP-Spielen sollten Sie auch bei den Drehspielen darauf achten, dass Ihr Baby die Bewegung auf beiden Körperseiten gleichmäßig oft ausführt. Sicher haben Sie wie die meisten Menschen eine »Schokoladenseite«. Achten Sie darauf, diese Einseitigkeit nicht an Ihr Kind weiterzugeben!

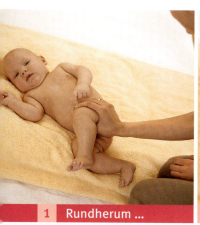 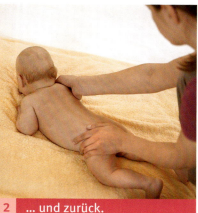 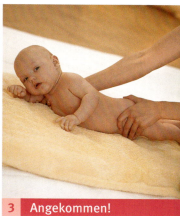

1 Rundherum ...   2 ... und zurück.   3 Angekommen!

ungünstig unterm Bauch liegt und Ihr Baby es nicht allein schafft, ziehen Sie ihn sanft heraus.

› Dieses und das folgende Spiel eignen sich auch gut, um das Baby auf dem Wickeltisch aktiv am Aus- und Anziehen zu beteiligen.

Und wie geht es wieder zurück?

› **Das ist neu:** Wie links beschrieben drehen sich Babys im ersten Vierteljahr weder allein vom Rücken auf den Bauch noch wieder zurück. Mit dieser kleinen Hilfestellung können Sie Ihr Baby dazu anregen, sich aktiv vom Bauch auf den Rücken zu drehen. Die meiste »Arbeit« bewältigt es dabei selbst!

› Ihr Baby liegt auf dem Bauch. Ein Arm ist nach oben gestreckt.

› Falls Ihr Kind nicht schon in dieser Haltung liegt, können Sie einen seiner Arme ganz sanft nach oben legen.

2 › Legen Sie eine Hand um den Oberarm und die Schulter des ausgestreckten Armes. Ihre andere Hand liegt flach auf der gegenüberliegenden Hüfte.

3 › Drehen Sie Ihr Baby jetzt über den ausgestreckten Arm langsam zurück auf den Rücken.

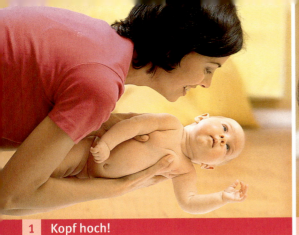 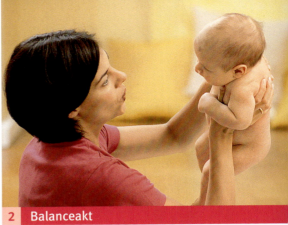

1 Kopf hoch!   2 Balanceakt

Kopf hoch – in jeder Lage

> **Das ist neu:** den Kopf in Seitenlage halten und ausbalancieren.

1 > Ihr Baby liegt auf dem Rücken. Nehmen Sie es im Schalengriff über die Seite hoch (siehe Seite 53). Halten Sie es waagerecht einige Sekunden 10 bis 20 Zentimeter hoch.

> **Was tut Ihr Baby?** In der waagerechten Lage kann es seinen Kopf für kurze Zeit ohne Unterstützung halten. Ihr Baby wird vielleicht etwas stöhnen, um Ihnen zu sagen: »Oh, ist das anstrengend, aber ich schaffe es ganz allein!«

> **Und später?** Wenn Ihr Baby in der Seitenlage den Kopf schon länger halten kann, können Sie das Spiel weiterführen – in Bauchlage! Halten Sie Ihr Kind zuerst wie oben beschrieben, drehen Sie es dann in die Bauchlage. Die Brust Ihres Babys liegt auf Ihrer unteren Hand. Mit der anderen Hand stützen Sie sanft seinen Rücken. Lassen Sie Ihr Kind in dieser Lage seinen Kopf ausbalancieren. Halten Sie es dabei so hoch, dass seine Füße den Boden nicht berühren.

TIPP
Sie können Ihr Baby auch leicht nach links und rechts neigen: Es hält in der Seitenlage seinen Kopf und auch die Beine selbstständig.

Balanceakt für Kleine

> **Das ist neu:** den Kopf bei seitlicher Bewegung ausbalancieren.

2 > Fassen Sie Ihr auf dem Rücken liegendes Baby im Schalengriff und heben es über die Seite hoch (siehe Seite 53). In dieser senkrechten Haltung können Sie sich mit Ihrem Kind »unterhalten« – dabei kann es seinen Kopf selbst ausbalancieren.

Baby in der Hängematte

› **Sie brauchen:** eine feste Babydecke – und einen zweiten Erwachsenen zum Schaukeln.

› **Das ist neu:** Durch die sanften Schaukelbewegungen trainiert Ihr Baby sein Gleichgewicht.

3 › Legen Sie Ihr Baby in Rückenlage in die Mitte der Decke. Fassen Sie nun die Decke sicher an den Ecken – der eine die beiden Ecken am Kopfende, der andere die am Fußende – und heben Sie Decke und Baby vorsichtig hoch.

› Beobachten Sie die Reaktionen Ihres Babys genau, und sprechen Sie während des Spiels mit ihm.

› Wenn Sie das Gefühl haben, dass es ihm in der Decke gefällt, können Sie nun langsam nach beiden Seiten schaukeln. Schaukeln Sie Ihr Baby gerade anfangs nur langsam und vorsichtig, denn es hat in der Decke ein anderes Körpergefühl als auf festem Grund.

› **Und später?** Je älter Ihr Baby wird, umso schneller und wilder will es sicher geschaukelt werden – beobachten Sie dabei immer seine Reaktionen! Mit etwa einem Jahr mögen viele Kinder auch folgende Variante: Nach dem Schaukeln »werfen« Sie Ihr Kind sanft und vorsichtig aus seiner Hängematte auf das weiche Bett.

› Wenn Ihr Kind unruhig ist, versuchen Sie es doch mal mit einer sanften Schaukelrunde – sie wirkt beruhigend.

› Dieses Spiel können Sie schon Ihrem zwei Monate alten Baby anbieten. Es ist aber ein richtiger Dauerbrenner: Auch größere Babys und Kleinkinder lieben es!

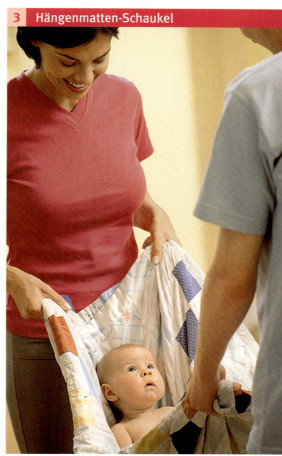

3 **Hängenmatten-Schaukel**

Spiele für Hände und Füße

In den ersten zwei bis drei Monaten kann Ihr Baby noch nicht bewusst greifen. Es übt jedoch unermüdlich. Aus den zufälligen Greifversuchen wird mit der Zeit ein bewusstes Zugreifen. Diese Anregungen unterstützen die Beweglichkeit der Hände und Füße.

Schöne Streicheleinheiten

> **Das ist neu:** die Hände reflexhaft öffnen und schließen.

> Streicheln Sie sanft die Außenseite der Hände Ihres Babys.

> **Was tut Ihr Baby?** Es öffnet seine Hände und schließt sie wieder – noch unwillkürlich (siehe Seite 24).

> Wenn Ihr Baby sein Fäustchen öffnet, können Sie Ihren Finger hineinlegen. So spürt es Ihre Wärme in seiner Hand.

> **Und später?** Legen Sie gut greifbare Gegenstände in die Hand Ihres Babys: ein Tuch, einen Holzring, ein Bauklötzchen …

Erste Greifversuche

> **Sie brauchen:** ein kleines, gut greifbares Spielzeug, etwa einen Ring mit Bändchen (siehe Seite 116).

> **Das ist neu:** Greifen in Rückenlage.

> Zeigen Sie Ihrem auf dem Rücken liegenden Baby das Spielzeug und halten es in 25 Zentimeter Abstand vor seine Augen.

> **Was tut Ihr Baby?** Es macht spontane Armbewegungen, berührt den Gegenstand zufällig, greift ihn und lässt ihn wieder los.

> **Und später?** Etwa gegen Ende des dritten Monats werden die Greifversuche immer willkürlicher und zielgerichteter.

Kitzlige Gymnastik

> Berühren Sie die Ferse Ihres Babys mit Ihrem Finger.

> **Was tut Ihr Baby?** Wahrscheinlich spreizt es seine Zehen. Wenn Sie die Fußballen berühren, krümmt Ihr Baby die Zehen.

TIPP

Gerade in den ersten Monaten haben Babys oft kalte Füße. Bei diesem Spiel wird nebenbei die Durchblutung angeregt: Die Füßchen erwärmen sich.

Magnetisch angezogen

- **Das ist neu:** Die Strampelbewegungen bei diesem Spiel basieren auf angeborenen Reflexen (siehe Seite 24). Ihr Baby braucht sie später fürs Robben, Krabbeln und Laufen.
- Ihr Baby liegt auf dem Rücken, seine Füße zeigen zu Ihnen.
- Berühren Sie nun mit Ihren Handflächen seine beiden Fußsohlen. Drücken Sie mit der einen Hand etwas fester.
- **Was tut Ihr Baby?** Es beginnt seine Beine abwechselnd zu beugen und zu strecken. Ihre Hände bleiben dabei wie Magnete an seinen Fußsohlen, das Tempo der Bewegung bestimmt Ihr Baby. Durch Ihr Lächeln ermutigen und belohnen Sie es.

In der Schoßlage magnetisch angezogen

- **Sie brauchen:** eventuell ein Kissen für Sie zum Anlehnen.
- **Das ist neu:** Die Wirkung des Spiels ist die gleiche wie beim vorigen.
- Lehnen Sie sich bequem zurück. Wenn Sie auf dem Boden sitzen, können Sie sich an einen stabilen Sessel oder ein Sofa lehnen. Mit einem Kissen für den Rücken wird es für Sie noch angenehmer.
- Legen Sie Ihr Baby bäuchlings auf Ihren Bauch und Oberkörper. Halten Sie es im Schalengriff fest. Seine Fußsohlen berühren Ihre Oberschenkel oder Ihren Schoß.
- Sie halten das ganze Gewicht Ihres Babys, sein Bauch bleibt aber auf Ihrem. Bitte verwechseln Sie dieses Spiel nicht mit dem späteren Hopsen (siehe Seite 81).
- **Was tut Ihr Baby?** Es beginnt seine Beine zu strecken und zu beugen.
- **1** Legen Sie immer wieder Schmusepausen ein. Auch die gemeinsame Spielzeit können Sie in dieser Haltung beenden: mit längerem Kuscheln. Legen Sie Ihrem Baby ein Handtuch unter, da es vor lauter Entspannung ein Bächlein geben könnte!

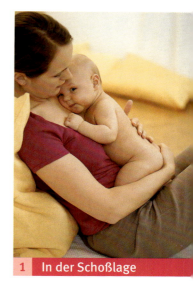

1 In der Schoßlage

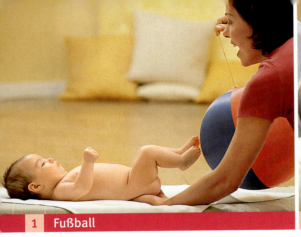
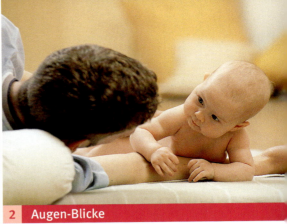

1 Fußball   **2** Augen-Blicke

WICHTIG
Die Schnur am Ball darf nicht länger als 15 Zentimeter sein. Sollte Ihr Baby später mit dem Ball spielen und sich dabei vom Rücken auf den Bauch drehen, könnte sich die Schnur um seinen Hals wickeln!

Zu Fuß gegen den Ball

› **Sie brauchen:** einen Wasserball mit einem Durchmesser von 30 Zentimetern (siehe Kasten Seite 52).
› **Das ist neu:** ganz allein einen großen Gegenstand bewegen.
› Befestigen Sie den Ball an einer Schnur. Halten Sie ihn an Babys Fußsohlen (nicht über seine Beine oder sein Gesicht!).
1 › In den ersten Wochen können Sie Ihre flache Hand stützend unter Babys Po legen.
› **Was tut Ihr Baby?** Es tritt sicher lebhaft gegen den Ball.

Bäuchlings liegen

Babys liegen oft ungern auf dem Bauch, da es ihnen schwer fällt, den Kopf hochzuhalten. Fürs spätere Krabbeln ist es aber wichtig, dass Sie Ihr Baby öfter auf den Bauch legen, wenn es wach ist. Allein kann es sich noch nicht umdrehen (siehe Seite 58). Mit den folgenden Spielen machen Sie die Bauchlage attraktiver!

Auge in Auge

› **Sie brauchen:** eine Nackenrolle oder ein Kopfkissen für Sie.
› **Das ist neu:** den Kopf etwas höher halten, sich abstützen.
› Legen Sie sich auf den Rücken und legen Sie Ihr Baby bäuchlings mit dem Oberkörper auf Ihre Brust, sodass Ihr Kind Sie ansieht. Halten Sie ein kleines Zwiegespräch!

Das tut gut!

› **Das ist neu:** den Kopf heben – Selbstvertrauen gewinnen.

› Legen Sie Ihr Baby auf den Bauch. Streichen Sie nun immer wieder vom Hinterkopf bis zum Po sanft mit Ihrer flachen Hand über Babys Rücken.

› **Was tut Ihr Baby?** Durch den sanften Druck, vor allem auf den Po, hebt schon Ihr Neugeborenes kurz den Kopf hoch.

Bequem auf Papas Arm

› **Sie brauchen:** eventuell ein Kissen für Ihren Kopf; später ein Handtuch oder eine Babydecke.

› **Das ist neu:** sich auf den Unterarmen abstützen, den Kopf etwas länger halten. Außerdem wird die Bauchlage durch den Hautkontakt reizvoller.

› Ihr Baby liegt auf dem Bauch. Legen Sie sich auf die Seite, leicht diagonal Ihrem Baby zugewandt.

2 › Schieben Sie nun Ihren Unterarm unter den Brustkorb Ihres Babys, sodass es bequem darauf liegen kann. Seine Oberarme befinden sich dabei vor Ihrem Unterarm, so fällt es Ihrem Kind leichter, den Kopf zu heben.

› **Was tut Ihr Baby?** Es stützt sich auf seine Unterarme. Gelegenheit für eine kleine »Unterhaltung«!

Quer auf Mamas Beinen liegen

› **Das ist neu:** Der direkte Körperkontakt motiviert Ihr Kind, länger auf dem Bauch zu liegen und den Kopf zu halten – auf Ihren nackten Beinen fühlt es sich besonders wohl!

› Setzen Sie sich mit gestreckten Beinen auf den Boden, legen Sie Ihr Baby quer über Ihre Oberschenkel. Eine Hand legen Sie auf Babys Po, so geben Sie Ihrem Kind zusätzlich Halt.

› **Und später?** Varianten des Spiels für ältere Babys finden Sie auf den Seiten 73, 74 und 91.

TIPP
Etwas später können Sie das Spiel verändern, indem Sie ein Tuch so zusammenrollen, dass der Durchmesser etwa dem Ihres Unterarms entspricht. Legen Sie Ihr Baby bäuchlings darauf: Babys Brust liegt auf der Rolle, seine Arme davor. Wenn Sie Babys Rücken wieder sanft vom Nacken bis zum Po streicheln, fällt es Ihrem Kind leichter, seinen Kopf oben zu behalten.

DAS SPIELEN ENTWICKELT SICH WEITER

Die Spielvarianten mit Ball sind ein sehr gutes Beispiel dafür, wie sich Ihr Baby – und ein Spiel – mit den Monaten und Jahren weiterentwickelt:

› Das Baby stößt sich mit den Füßen reflexhaft ab (erstes Vierteljahr).
› Bäuchlings auf dem Ball zu liegen und hin- und herzuschaukeln macht die Bauchlage attraktiver (siehe Spielanregung unten).
› Das Baby lernt, ein vor dem Ball liegendes Spielzeug durch aktives Abstoßen mit den Füßen zu erreichen (zweites Vierteljahr, siehe Seite 76).

› Das Kind stützt sich auf dem Ball liegend nach vorn ab – eine gute Vorbereitung aufs Krabbeln (zweites Halbjahr, siehe Seite 92).
› Später spielen Einjährige gern allein bäuchlings auf dem Ball (mit den Füßen auf dem Boden).
› Ältere Kinder rollen mit Schwung nach vorn und stützen sich mit den Händen am Boden ab, während Ober- oder Unterschenkel auf dem Ball bleiben.
› ... und auch für die Erwachsenen gibt es viele wohltuende und kräftigende Übungen mit dem Gymnastikball!

Schaukeln auf dem Ballmobil

› **Sie brauchen:** einen Wasserball mit 20 bis 30 Zentimeter Durchmesser.

› **Das ist neu:** sich mit den Füßen abstoßen – eine neue Perspektive entdecken.

› Legen Sie Ihr Baby bäuchlings auf den Wasserball, sodass sein Brustkorb aufliegt. Seine Füße berühren den Boden. Halten Sie es im sicheren Schalengriff (siehe Seite 53).

1 › Bewegen Sie Ihr auf dem Ball liegendes Kind leicht vor und zurück.

› **Was tut Ihr Baby?** Es stößt sich bald selbst begeistert mit den Füßen ab.

› **Und später?** Bewegen Sie Ihr Kind auch etwas nach rechts und links. Dabei bestimmt Ihr Baby das Tempo! Für diese Variante darf der Ball größer sein, auch ein Gymnastikball eignet sich: Ihr Baby braucht keinen Bodenkontakt mit den Füßen.

Spiele für das erste Vierteljahr 67

Erste Tragespiele

Säuglinge sind auch »Traglinge«: Im ersten Lebensjahr möchten Babys viel herumgetragen werden. Befindet sich ein kleines Kind oft am Körper der Mutter oder des Vaters, fördert das außerdem seine geistige Entwicklung. Die folgenden Tragespiele unterstützen die Eigenaktivität Ihres Babys, besonders die aktive Kopfhaltung. Probieren Sie alle Anregungen zuerst auf dem Boden sitzend oder kniend aus. Wenn Ihr Baby die Position kennt und Sie sich sicher fühlen, können Sie schließlich so mit ihm in der Wohnung umhergehen. Bewegen Sie sich dabei aber nicht zu schnell.

Was passiert hinter Papas Rücken?

> **Das ist neu:** den Kopf ausbalancieren und eine neue Perspektive kennenlernen.

> Legen Sie Ihr Baby mit seinem Oberkörper an Ihre Schulter. Schieben Sie es dann noch etwas höher. Ihr Baby schaut nun über Ihre Schulter, beide Arme liegen auf Ihrer Schulter.

2 > Liegt es auf Ihrer linken Schulter, schieben Sie jetzt Ihren linken Unterarm unter Babys Po. Mit der anderen Hand stützen Sie seinen Rücken in Höhe der Schulterblätter ab.

> Ihr Baby »sitzt« nur symbolisch auf Ihrem Unterarm, sein Gewicht halten Sie mit der anderen Hand auf Babys Rücken.

> **Was tut Ihr Baby?** Es kann seinen Kopf selbst ausbalancieren.

WICHTIG
Für die Tragespiele brauchen Sie Zeit und Muße. In alltäglichen Situationen, etwa wenn Sie schnell mit Baby auf dem Arm zum Telefon laufen, eignen sich die Spiele nicht – denn dann braucht Ihr Baby das Gefühl, dass es sicher gehalten wird!

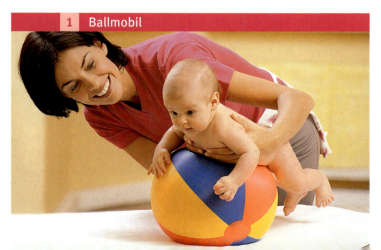

1 Ballmobil

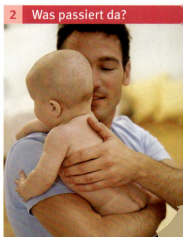

2 Was passiert da?

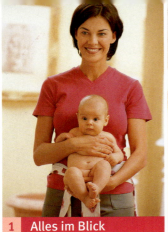 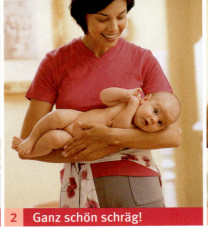 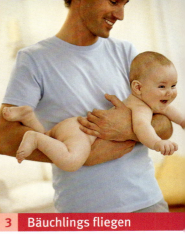

1 Alles im Blick **2 Ganz schön schräg!** **3 Bäuchlings fliegen**

WICHTIG
Damit Ihr Kind nur symbolisch auf Ihrem Unterarm »sitzt«, stützen Sie mit der anderen Hand sanft seine Brust und halten so sein Körpergewicht.

Alles im Blick

› **Das ist neu:** den Kopf ausbalancieren, spüren, dass Sie es sicher halten, ohne dass es Sie sieht.

1 › Nehmen Sie Ihr Baby über die Seite hoch (siehe Seite 53), sodass es mit dem Rücken an Ihrer Brust liegt. Legen Sie Ihren Unterarm unter Babys Po.

› **Was tut Ihr Baby?** Es versucht auch in dieser Position seinen Kopf selbstständig auszubalancieren.

Ganz schön schräg vor Mamas Bauch

› **Das ist neu:** Ihr Baby schaut aus der waagerechten Lage nach vorn, nicht nach oben. So sieht es die Welt ganz neu.

› Heben Sie Ihr auf dem Rücken liegendes Baby im Schalengriff über die Seite hoch (siehe Seite 53), sodass es waagerecht vor Ihrem Bauch liegt. Sein Rücken berührt dabei Ihren Bauch.

2 › Fassen Sie Ihr Baby jetzt so, dass sein Kopf auf Ihrem Arm liegt. Mit der anderen Hand halten Sie seinen Körper fest.

› **Was tut Ihr Baby?** Es wird seinen Kopf dabei mehr und mehr selbstständig halten können!

› **Und später?** Wenn Ihr Baby mit fast drei Monaten diese anfangs ungewohnte Tragehaltung gut kennt, können Sie Ihren Arm unter seinem Kopf vorsichtig etwas nach unten bewegen. Vielleicht kann es seinen Kopf einige Sekunden allein halten!

Bäuchlings fliegen

> **Das ist neu:** den Kopf in der Fliegerposition ausbalancieren.

3

> Nehmen Sie Ihr Baby im Schalengriff über die Seite hoch (siehe Seite 53). Sein Brustkorb liegt auf Ihrem Unterarm, seine Arme ragen über Ihren Arm hinaus. Mit der anderen Hand stützen Sie von unten Babys Bauch.

> Bei kleinen Jungen führen sie den Arm, mit dem Sie den Bauch Ihres Babys stützen, nicht zwischen seinen Beinen durch. Sonst könnte er unangenehm auf die Hoden drücken. Fassen Sie Babys Bauch stattdessen seitlich.

> **Was tut Ihr Baby?** Es balanciert seinen Kopf mehr und mehr selbst aus.

OFT GEFRAGT: GUTER START MIT PEKiP-SPIELEN

Wie oft und wie lange sollte ich mit meinem Sohn (11 Wochen alt) spielen?

Planen Sie täglich eine bestimmte Zeit ein, ohne Haushalt und Telefon. Wenn Sie aus Zeitmangel nur zwei- bis dreimal pro Woche spielen können, ist auch das in Ordnung! Im ersten Vierteljahr reicht oft eine halbe Stunde, später werden die Spielzeiten länger. Auch gemeinsame Ruhephasen gehören dazu. In jedem Fall kommt es auf die Qualität an! Einige Spiele können Sie gut in den Alltag integrieren, ohne eine extra Spielzeit einplanen zu müssen.

Ich habe gehört, Babys dürften nicht auf dem Bauch schlafen. Sind die PEKiP-Bauchlagespiele unbedenklich?

Ja – und der Entwicklung förderlich! Babys wollen die Welt aus mehreren Perspektiven betrachten, nicht nur von der Rückenlage aus. Anfangs ist die Bauchlage schwieriger für Ihr Baby, weil es ihm schwer fällt, den Kopf hochzuhalten. Mit den PEKiP-Anregungen in Bauchlage geben Sie Ihrem Kind eine gute Vorbereitung für die spätere wichtige Krabbelphase.

Meine Tochter ist sechs Wochen zu früh geboren. Wie suche ich die PEKiP-Spiele für sie aus?

Wie in jedem Fall empfohlen orientieren Sie sich an dem momentanen Entwicklungsstand Ihrer Tochter (siehe Tabelle Seite 36 und 37). Die Reihenfolge der Spiele innerhalb jedes Abschnitts entspricht in etwa der Entwicklung von Babys. Berücksichtigen Sie immer auch den aktuellen Bewusstseinszustand Ihres Kindes (siehe Seite 50).

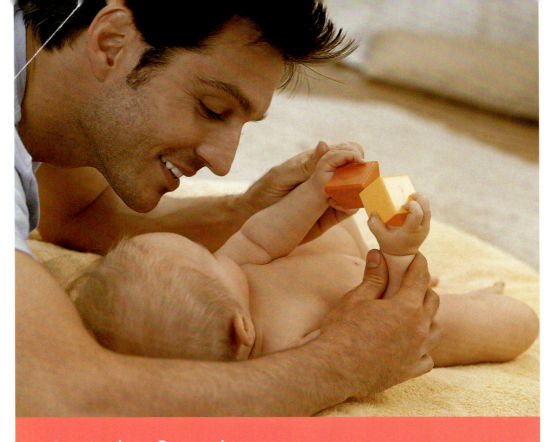

Spiele für das zweite Vierteljahr

Ihr Baby wird an den Spielen aus dem ersten Vierteljahr auch in den folgenden Monaten große Freude haben: Es kann die Bewegungen immer differenzierter ausführen und dabei immer aktiver werden. Besonders beliebte »Dauerbrenner« sind erfahrungsgemäß die Spielanregungen mit dem Wasserball. Wenn Ihr Kind fünf oder sechs Monate alt ist, brauchen Sie sicher einen größeren Ball – mit etwa 40 Zentimeter Durchmesser. Schließlich ist Ihr Baby mittlerweile schon tüchtig gewachsen!

Noch mehr Spiele für Hände und Füße

Damit die kleinen Hände Ihres Kindes immer beweglicher werden, sollten Sie ihm wechselnde Greifmöglichkeiten anbieten: in Bauch- oder Rückenlage, mit kleineren und mit größeren Gegenständen. Auf den folgenden Seiten finden Sie Anregungen dazu.

Das ist riesig!

> **Sie brauchen:** einen Wasserball.

> **Das ist neu:** in Rückenlage nach großen Sachen fassen. Für Ihr Baby ist es eine tolle Erfahrung, dass es den großen Ball allein halten kann!

> Ihr Baby liegt auf dem Rücken. Sie zeigen ihm den Ball, der an einer Schnur befestigt ist (siehe Seite 64).

> Halten Sie den Ball über Babys Brust, nicht über sein Gesicht.

> **Was tut Ihr Baby?** Anfangs berührt es den Ball eher zufällig. Mit der Zeit schlägt es mit den Händen danach. Dann ertastet es ihn vorsichtig und beginnt schließlich ihn zu umfassen.

> **Und später?** Mit fünf oder sechs Monaten greift Ihr Baby den Ball mit Händen und Füßen.

1 Ist ja riesig!

Kaum zu fassen!

> **Sie brauchen:** eine Schnur, an der verschiedene kleine Gegenstände hängen.

> **Das ist neu:** in Rückenlage nach kleinen Dingen greifen. Gar nicht so einfach!

> Zeigen Sie Ihrem auf dem Rücken liegenden Baby die Spielzeugschnur.

> **Was tut Ihr Baby?** Anfangs greift es mit der ganzen Hand nach den Spielsachen.

> **Und später?** Bald greift es mit gestrecktem Daumen, Zeige- und Mittelfinger nach den interessanten beweglichen Objekten, die sich unterschiedlich anfühlen.

TIPP

Für das Spiel fädeln Sie auf zwei bis drei 6 cm lange Baumwollfäden Holzperlen, Knöpfe, Glöckchen oder bunte Wollfäden. Verknoten Sie das Fadenende gut. Knoten Sie die Ketten in Abständen von etwa 5 cm an einen Schnürsenkel.

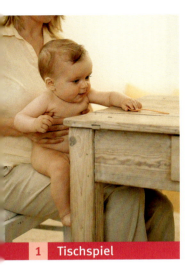

1 Tischspiel

WICHTIG
Halten Sie das Gewicht Ihres Babys sicher im Schalengriff. Ihr Baby darf noch nicht sitzen (siehe Seite 23)! Das Spiel sollte nicht länger als fünf Minuten dauern. Danach kann Ihr Baby in Ihrer Anwesenheit wieder allein spielen – und Sie gemütlich die Zeitung lesen!

Tischlein deck dich!

> **Sie brauchen:** einen gut greifbaren Gegenstand, etwa einen Bauklotz oder Löffel.

> **Das ist neu:** in aufrechter Haltung Oberflächen fühlen und mit Sachen hantieren. Geeignet ab fünf Monaten, wenn Babys die Welt aus neuer Perspektive sehen wollen.

> Setzen Sie sich an den Tisch. Halten Sie Ihr Baby von hinten im Schalengriff (siehe Seite 53) und nehmen es auf den Schoß, sodass seine Beine über Ihren Oberschenkel gespreizt sind.

> **Was tut Ihr Baby?** Zuerst wird es die Tischkante und -oberfläche befühlen. Auch mit der Handfläche den Tisch zu »wischen« macht Spaß – dies ist übrigens eine Grundlage fürs Schreibenlernen!

> Legen Sie nun das Spielzeug vor Ihr Baby auf den Tisch, sodass es den Arm ausstrecken muss, um danach zu greifen.

1 > **Was tut Ihr Baby?** Es greift nach dem Gegenstand und macht nun ebenfalls Geräusche damit.

> **Und später?** Bald hat Ihr Baby auch Spaß daran, einfach mit den Händen auf die Tischplatte zu klatschen.

TIPP: Sie können das Spiel auch mal zwischendurch am Küchentisch machen.

Schräg greifen

> **Sie brauchen:** ein gut greifbares Spielzeug. Ein Tastsäckchen (siehe Seite 115) eignet sich hervorragend.

> **Das ist neu:** Etwa mit einem halben Jahr greifen Babys diagonal über die Körpermitte nach Spielzeug – eine Voraussetzung fürs bewusste Umdrehen vom Rücken auf den Bauch.

> Ihr Baby liegt auf dem Rücken. Zeigen Sie ihm den Gegenstand seitlich in der Höhe seines Kopfes.

> **Was tut Ihr Baby?** Es greift mit der gegenüberliegenden Hand danach. Zeigen Sie Ihrem Kind den Gegenstand abwechselnd links und rechts.

Zeigt her eure Füßchen ...

> **Sie brauchen:** einen leichten Gegenstand, zum Beispiel einen bunten Becher oder eine farbige Kindersocke.

> **Das ist neu:** Mit etwa sechs Monaten befühlt Ihr Baby oft seine Füße und spielt mit ihnen. Dabei zieht es immer wieder seine Socken aus. Während das ständige Sockenausziehen Eltern eher nervt, ist es wichtig für Babys Entwicklung: Beim Spiel mit seinen Füßen dehnt es die Lendenwirbelsäule und trainiert die Bauchmuskeln. Das ist gut fürs spätere Sitzen.

> Stülpen Sie Ihrem eventuell nackt auf einer Decke liegenden Baby den Becher oder die Socke über einen seiner Füße.

> **Was tut Ihr Baby?** Es wird sich sicher anstrengen, die Socke oder den Becher von seinem Fuß zu ziehen, um den interessanten Gegenstand genauestens untersuchen zu können.

TIPP

Besonders rundlicheren Babys macht es oft Mühe, Hände und Füße zusammenzubringen oder die Füße in den Mund zu stecken. Durch dieses Spiel werden die Füße interessanter.

Bäuchlings spielen

Auch im zweiten Vierteljahr haben viele Babys Schwierigkeiten, auf dem Bauch zu liegen. Bei den folgenden Spielen wird Ihr Kind aber sicher gern eine Weile in der Bauchlage bleiben.

Guck mal, was da liegt!

> **Sie brauchen:** ein kleineres Spielzeug, etwa einen Greifring.

> **Das ist neu:** in Bauchlage Sachen betrachten und mit ihnen hantieren. Dabei entdeckt Ihr Baby: Liegende Dinge verhalten sich anders als hängende!

> Ihr Baby liegt auf dem Bauch. Legen Sie den Greifring vor ihm auf den Boden.

> **Was tut Ihr Baby?** Es greift nach dem Spielzeug und balanciert dabei seinen Oberkörper und seinen Kopf mit dem anderen Arm aus – gar nicht so leicht!

> **Und später?** Wenn Ihr Kind schließlich sicherer liegt, fasst es den Ring mit beiden Händen.

Guck mal, was da hängt!

› **Sie brauchen:** ein kleines Spielzeug.

› **Das ist neu:** nach einem hängenden Gegenstand greifen – wenn Ihr Baby schon in Bauchlage mit liegenden Gegenständen spielen kann.

› Ihr Baby liegt auf dem Bauch. Sie liegen ihm bäuchlings gegenüber und halten das Spielzeug in 20 bis 25 Zentimeter Abstand.

› **Was tut Ihr Baby?** Es versucht das Spielzeug mit einer Hand zu greifen. Bieten Sie es abwechselnd von jeder Seite an.

› **Und später?** Bewegen Sie das Spielzeug langsam hin und her.

Zur Sache, Papa!

› **Das ist neu:** in Bauchlage ein Gesicht auf gleicher Höhe betrachten. Das macht die Bauchlage attraktiver.

› Ihr Baby liegt auf dem Bauch, Sie legen sich ihm in Bauchlage gegenüber. Anstrengend, oder?

› Bewegen Sie nun Ihren Kopf langsam nach rechts und links.

› **Was tut Ihr Baby?** Es folgt der Bewegung mit seinem Kopf.

Plausch am Pool

› **Sie brauchen:** ein kleines aufblasbares Planschbecken.

› **Das ist neu:** in etwas erhöhter Bauchlage Gesichter betrachten und mit interessanten Sachen spielen.

› Blasen Sie nur den unteren Ring des Planschbeckens auf. Legen Sie ein weiches Handtuch auf den Rand. Legen Sie Ihr Baby mit dem Brustkorb auf den Beckenrand und plaudern vom Rand gegenüber mit ihm. Ihr Baby darf nicht nach hinten rutschen!

› **Was tut Ihr Baby?** Es freut sich über den kleinen Plausch und bleibt sicher gern etwas länger auf dem Bauch.

› **Und später?** Legen Sie ein kleines Tablett mit etwas warmem Wasser ins Becken. Los geht's mit dem Planschen!

TIPP

Aus dieser Perspektive beobachten Babys gern ältere Geschwister beim Spielen: »Ich bin auch dabei!« Legen Sie Spielsachen ins Becken, mit denen Ihr Kind hantieren kann.

Spiele für das zweite Vierteljahr 75

Auf dem Thron

› **Sie brauchen:** eine Matratze, am besten ein Platz sparendes dreiteiliges Modell (später für Krabbelspiele geeignet).

› **Das ist neu:** in Bauchlage die erhöhte Perspektive genießen.

› Überziehen Sie die Matratze mit einer Folie oder einem großen Müllsack, dann mit einem Baby-Spannbetttuch.

› Legen Sie Ihr Baby auf den »Thron« und legen Sie eventuell ein paar gut greifbare Spielsachen auf die Matratze.

› **Und später?** Legen Sie Ihr Baby nur mit dem Brustkorb auf den Thron. Legen Sie die Matratze ruhig auch mal in die Küche. So kann Ihr Baby Sie aus der Bauchlage beobachten.

WICHTIG
Lassen Sie Ihr Kind nicht allein: Vielleicht dreht es sich gerade dann zum ersten Mal um. Auch ein Sturz aus geringer Höhe kann unangenehm sein!

Auf der schiefen Bahn?

› **Sie brauchen:** ein Keilkissen, eine feste Matratze oder ein Brett.

› **Das ist neu:** Die »schräge« Bauchlage entdecken.

› Legen Sie unter ein Ende von Matratze oder Brett eine Rolle aus Handtuch oder Decke (Durchmesser 5 bis 10 Zentimeter).

› Legen Sie Ihr Baby bäuchlings auf die schiefe Ebene, den Kopf höher als die Füße.

DIE SCHIEFE EBENE – EIN DAUERBRENNER!

Keilkissen aus festem Schaumstoff sind recht teuer, aber der Kauf lohnt sich, denn Kinder haben lange Spaß daran! Und vielleicht sind Großeltern oder Taufpaten ja dankbar für einen Geschenktipp? So können Sie die schiefe Ebene später noch einsetzen:

› Wenn Ihrem Baby der letzte »Kick« fehlt, um sich vom Rücken auf den Bauch zu drehen, legen Sie es quer auf die schiefe Ebene.

› Krabbelkinder krabbeln gern rauf und runter und lassen Bälle rollen.

› Später läuft Ihr Kind gern immer wieder bergauf und bergab. Beim ersten Abwärtslauf braucht es Ihre unterstützende Hand, denn das Tempo wird dabei sicher recht rasant!

› Mit zwei Jahren probiert Ihr Kind seine ersten Purzelbäume auf der schiefen Ebene.

› Auch ältere Kinder lieben die schiefe Ebene.

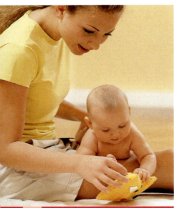

1 Auf Mamas Beinen

Spielen auf Mamas Beinen

> **Das ist neu:** bequem auf Mamas Beinen Gefallen an der Bauchlage finden.

1 › Sie sitzen mit gestreckten Beinen auf dem Boden und legen Ihr Baby quer auf Ihre Oberschenkel. Das kennt es vom ersten Vierteljahr (siehe »Quer auf Mamas Beinen liegen«, Seite 65).

› Wenn Ihr Kind den Fußboden nicht erreicht, legen Sie es auf Ihre Unterschenkel statt auf Ihre Oberschenkel. Eine Ihrer Hände ist stets auf Babys Po.

› **Was tut Ihr Baby?** Es stützt sich mit den Händen auf dem Boden ab.

› Legen Sie auch mal ein Spielzeug vor Ihr Kind auf den Boden: Es greift mit einer Hand danach, während es sich mit der anderen abstützt.

Von hoch her ...

› **Sie brauchen:** einen Wasserball mit einem Durchmesser von 40 Zentimetern.

› **Das ist neu:** in Bauchlage nach einem Gegenstand greifen und sich dabei ausbalancieren.

› Die Grundposition kennt und liebt Ihr Baby schon (siehe »Schaukeln auf dem Ballmobil«, Seite 66).

› Legen Sie nun ein gut greifbares Spielzeug auf den Boden vor dem Ball. Ihr Baby halten Sie wieder mit dem sicheren Schalengriff auf dem Wasserball fest.

› **Was tut Ihr Baby?** Es beginnt vielleicht sich bewusst mit den Füßen abzustoßen, um das Spielzeug zu erreichen.

Der richtige Dreh

Ihr Baby bleibt mit vier bis sechs Monaten meist so liegen, wie Sie es hingelegt haben. Wenn Sie ihm mit einer kleinen einleitenden Bewegung helfen, kann es seine Lage selbst ändern und neue

Perspektiven entdecken. Auch die schiefe Ebene (siehe Seite 75) kann das Umdrehen unterstützen. Weitere Drehbewegungen machen einfach Spaß und bieten neue Perspektiven.

Einmal rundherum

> **Das ist neu:** sich mit einer kleinen Hilfe selbst auf die Seite oder weiter auf den Bauch drehen.

> Ihr Baby liegt auf dem Rücken. Bieten Sie ihm einen Zeigefinger an (nicht am Handgelenk halten, siehe Seite 57).

> Wenn Sie spüren, dass Ihr Baby Ihren Finger fest umklammert, bewegen Sie Ihre Hand langsam zur Seite.

> **Was tut Ihr Baby?** Irgendwann wird es sich weiter drehen, bis es schließlich auf dem Bauch liegt – mit dem stolzen Gefühl: »Ich hab es fast allein geschafft!«

TIPP

Oft bleibt ein Unterarm unter Babys Bauch. Streichen Sie mehrmals sanft mit der flachen Hand vom Nacken bis zum Po, dann zieht es den Arm vielleicht selbst unterm Körper hervor.

Drehen an den Ringen

> **Sie brauchen:** einen Greifring.

> **Das ist neu:** sich mit einer kleinen Hilfe auf die Seite oder den Bauch drehen.

> Ihr Baby liegt auf dem Rücken. Wenn es nach links schaut, geben Sie ihm den Ring in die rechte Hand (oder umgekehrt).

> Bewegen Sie den Ring behutsam etwas nach links (rechts).

Hilf mir etwas mehr!

> **Das ist neu:** sich mit einer kleinen Hilfe bewusst auf den Bauch drehen. Gut geeignet, wenn Ihr Kind etwa sechs Monate alt ist und die Drehspiele oben nicht mag. Das Drehen aus der Hüfte ist schwieriger. Besonders für Babys geeignet, die etwas mehr »Masse« zu drehen haben!

> Das Spiel entspricht »Rundherum ist gar nicht schwer« (siehe Seite 58). Aber jetzt muss Ihr Baby den Oberkörper bewusst drehen (keine »massenhafte Bewegung« mehr, siehe Seite 24).

TIPP

Wie dieses sind viele Spiele für jüngere Babys auch später geeignet, oft mit leichten Veränderungen. Entdecken Sie gemeinsam alte Lieblingsspiele wieder!

> Bewegen Sie das umfasste Bein nur so weit, bis Ihr Baby auf die Seite kommt. Ab jetzt müssen Sie spüren, dass es die Drehung allein macht.

> Wie es zurück auf den Rücken geht, lesen Sie auf Seite 59.

Fliegen ist schön

> **Das ist neu:** in seitlicher Neigung den Kopf ausbalancieren.

> Sie knien oder stehen, je nachdem, was für Sie bequemer ist.

> Heben Sie Ihr auf dem Rücken liegendes Kind im Schalengriff über die Seite hoch, sodass Sie sich in die Augen sehen.

> Neigen Sie Ihr Baby langsam etwas nach links und rechts – nur so weit, wie es seinen Kopf selbst ausbalancieren kann. Vielleicht können Sie es jetzt schon in die Waagerechte neigen.

> Folgen Sie der Bewegung mit Ihrem Kopf und sprechen Sie dabei mit Ihrem Kind.

> **Was tut Ihr Baby?** Es versucht seinen Kopf auszubalancieren und genießt das aufregende Körpergefühl in der Luft.

1 > **Und später?** Neigen Sie Ihr Baby fast waagerecht zur einen Seite, dann im Halbkreis nach vorn an Ihrem Gesicht vorbei zur anderen. Danach geht es wieder fast waagerecht zurück. So entsteht eine fließende Halbkreisbewegung. Ihr Baby kann vielleicht gar nicht genug davon bekommen, und Sie tun etwas für Ihre Armmuskeln ... Die Bewegung sollte in der Begeisterung aber nicht zu schnell werden!

Halbkreisdrehung

> **Das ist neu:** Gewicht ausbalancieren, in Bewegung neue Perspektiven entdecken.

> Setzen oder knien Sie sich auf den Boden. Bei Hebespielen ist das Knien am günstigsten und angenehmsten für Sie.

> Legen Sie Ihr Baby rücklings auf den Boden. Dann ändern Sie Ihre eigene Position so, dass es quer vor Ihnen liegt.

Spiele für das zweite Vierteljahr

2 › Umfassen Sie Ihr Kind im umgekehrten Schalengriff: Nehmen Sie es so am Rumpf, dass Ihre Daumen zu seinen Füßen zeigen.

› Versuchen Sie es nun etwas hochzuheben. Einige Babys haben einen eher kurzen Rumpf, andere einen langen: Finden Sie zuvor heraus, wie Sie es am sichersten halten können.

› Probieren Sie den umgekehrten Griff einige Tage aus. Dann kennen Sie beide die Ausgangsposition gut!

› **Jetzt geht's weiter:** Heben Sie Ihr Baby etwa 20 bis 30 Zentimeter hoch.

3 › Drehen Sie Ihr Kind im Halbkreis und legen Sie es auf die andere Seite. Dabei sollte sein Kopf einen Moment tiefer unten als die Füße sein.

› **Was tut Ihr Baby?** Mit diesem Spiel wird es in den kommenden Monaten viel Spaß haben: Es ahnt schon, was gleich passiert, und freut sich sichtlich aufs Spiel. Es spürt dabei die »Wonneangst« wie später beim Rutschen oder Schaukeln!

WICHTIG
Nach jeder Halbkreisdrehung gönnen Sie Ihrem Kind eine kleine Pause, auch wenn es schon älter ist und Ihnen zeigt, dass es am liebsten gleich weitermachen will. Machen Sie dieses Spiel weder schnell noch extrem langsam. Beim Drehen neigen Sie Ihr Baby nicht nach hinten, sondern zu sich nach vorn.

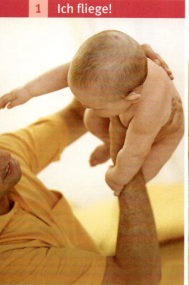
1 Ich fliege!

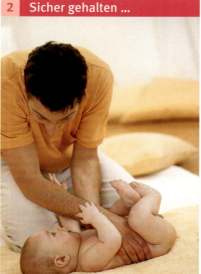
2 Sicher gehalten …

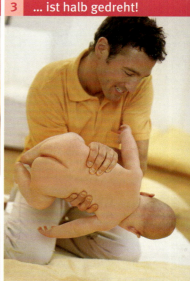
3 … ist halb gedreht!

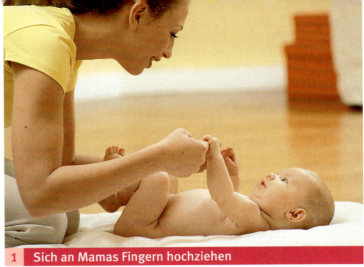

1 Sich an Mamas Fingern hochziehen

WICHTIG
Wenn Ihr Baby sich hochzieht, sollten seine Arme gebeugt sein – sonst arbeiten Sie und nicht Ihr Kind! Wenn Ihr Kind in Rückenlage ab und zu den Kopf hebt, möchte es jetzt – mit vier, fünf Monaten – neue Perspektiven entdecken. Sitzen will es von sich aus noch nicht!

Reich mir den Finger!

› **Das ist neu:** sich aus der Rückenlage hochziehen.

1 › Reichen Sie Ihrem auf dem Rücken liegenden Baby beide Zeigefinger – bitte nicht seine Handgelenke umfassen! Wenn es Ihre Finger umfasst, ziehen Sie etwas – mit einem Finger ein wenig stärker, damit es sich etwas seitlich hochzieht.

› **Was tut Ihr Baby?** Es versucht sich hochzuziehen – wie hoch, bestimmt es selbst. Anfangs hebt es sicher nur den Kopf etwas.

› Wenn der Händedruck Ihres Babys nachlässt, halten Sie zusätzlich mit Ihren Daumen seine Handrücken, damit es nicht nach hinten fällt.

› Legen Sie Ihr Baby nach wenigen Sekunden wieder über die Seitenlage ab! Zum Ablegen ziehen Sie mit dem anderen Finger mehr: ein fließender Bewegungsablauf.

› **Und später?** Ihr Baby zieht sich fast bis in die Sitzposition.

Stark an den Ringen

› **Sie brauchen:** zwei Greifringe (Durchmesser etwa 10 Zentimeter) oder einen Holzkochlöffel.

› **Das ist neu:** Aufbauend auf dem vorigen Spiel kann Ihr Baby sich jetzt an Holzringen oder dem Holzlöffel hochziehen.

› Geben Sie Ihrem auf dem Rücken liegenden Baby in jede Hand einen Ring oder reichen ihm die Löffelschale. Halten Sie die Holzteile in einer Hand; Ihre andere Hand liegt an Babys Rücken, damit es nicht umfällt, falls es loslässt.

› **Was tut Ihr Baby?** Es zieht sich hoch mit dem stolzen Gefühl: »Jetzt kann ich es noch besser allein!«

Hoch hinaus

› **Das ist neu:** den Reiz der Senkrechte spüren und sich aus eigener Kraft in den Stand stemmen.

› Reichen Sie Ihrem Baby wie bei den vorigen Spielen Ihre Zeigefinger (oder Greifringe/Kochlöffel).

› **Was tut Ihr Baby?** Es zieht sich hoch bis in den Stand! Bringen Sie es nach wenigen Sekunden wieder in die liegende Position.

› **Und später?** Bald will Ihr Baby gleich noch mal hoch!

Hopsen – aber schwerelos

› **Das ist neu:** sich mit den Füßen abstoßen.

2 › Sie sitzen mit gestreckten Beinen am Boden. Heben Sie Ihr Baby im Schalengriff über die Seite hoch (siehe Seite 53). Lassen Sie es mit den Füßen leicht Ihre Oberschenkel berühren.

› **Was tut Ihr Baby?** Es stemmt sich rhythmisch gegen Ihre Oberschenkel und beugt und streckt dabei seine Beine.

Mit Papa wippen!

› **Das ist neu:** in sicherer Haltung Lageveränderungen erleben.

› Sie sitzen mit leicht angewinkelten Beinen auf dem Boden.

› Legen Sie Ihr Kind mit dem Rücken auf Ihre Oberschenkel (siehe »Schaukelpartie«, Seite 57). Halten Sie es im Schalengriff.

› Nun wippen Sie langsam nach hinten und wieder nach vorn. Das macht Ihrem Baby Spaß – und trainiert Ihre Bauchmuskeln!

WICHTIG
Das ganze Gewicht Ihres »hopsenden« Babys halten Sie mit dem sicheren Schalengriff (siehe Seite 53). Ihr Kind darf noch nicht auf den eigenen Beinen stehen, es soll nur leicht mit den Füßen die Unterlage berühren.

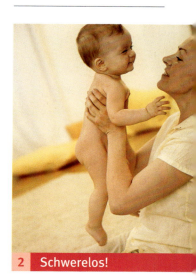

2 Schwerelos!

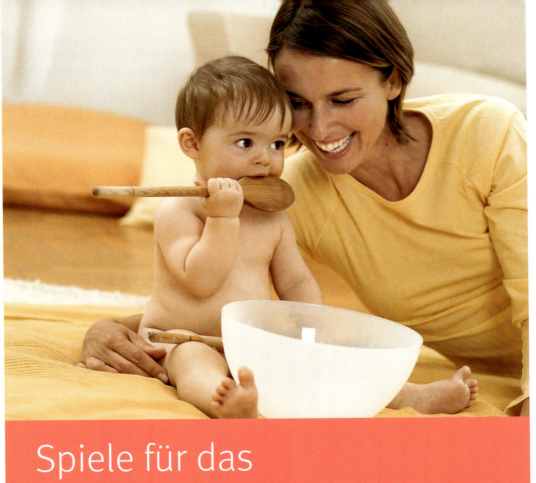

Spiele für das zweite Halbjahr

Die meisten Spiele aus dem ersten Halbjahr machen Ihrem Baby wahrscheinlich weiterhin Freude. Sicher hat es schon einige Lieblingsspiele auserkoren! Im zweiten Halbjahr werden Babys zunehmend mobiler: Sie drehen sich um, robben, krabbeln, ziehen sich an Möbeln hoch und machen mit etwa einem Jahr ihre ersten Schritte. Ihr Kind wird selbstständiger und beschäftigt sich auch mal eine Zeit lang allein. Es schläft nun sicher viel weniger als im ersten Halbjahr und entwickelt einen festeren Tagesrhythmus.

Hurra, endlich mobiler!

Babys lieben neue Fortbewegungsmöglichkeiten – sie wollen die Welt erobern! Auch das Denken und die Geschicklichkeit der Hände entwickeln sich rasant. Ihr Baby interessiert sich nun für all Ihre Tätigkeiten und ahmt Sie oft nach, etwa beim Essen oder Kochen. Das Entwicklungstempo wird immer individueller, die Unterschiede zwischen den Babys werden deutlicher als im ersten Halbjahr. Nur die Reihenfolge der Entwicklung gleicht sich in der Regel: Ihr Baby wird wahrscheinlich zuerst robben, dann krabbeln, später versuchen sich aufzurichten – aber nicht unbedingt zur selben Zeit wie seine gleichaltrigen Spielgefährten!

Sie finden deshalb bei den Spielanregungen keine Monatsangaben. Die Spiele sind stattdessen Entwicklungsbereichen zugeordnet – zum Beispiel Spiele, die das Krabbeln unterstützen, und andere, die Ihrem Baby helfen, in die Senkrechte zu kommen. Viele Anregungen mögen Kinder auch im zweiten Lebensjahr noch, besonders Spiele mit intensivem sozialem Kontakt (ab Seite 103). Die nachfolgend beschriebenen Spiele fördern die Selbstständigkeit Ihres Babys. Das heißt nicht, dass Sie Ihr Kind sich selbst überlassen können: Es braucht Sie weiterhin als Spielpartner. Durch das gemeinsame Spiel werden aber die Zeiten, in denen sich Ihr Baby schließlich allein beschäftigen kann, immer länger.

WICHTIG: MOBILE BABYS – SICHER UNTERWEGS

> Robben, krabbeln, laufen – Ihr Baby entwickelt sich jetzt rasend schnell. Immer mehr Gefahren lauern überall: ob Putzmittel unterm Waschbecken, nicht mit Kindersicherungen abgedeckte Steckdosen oder die heiße Herdplatte. Gehen Sie durch Ihre Wohnung und suchen Sie systematisch nach Gefahrenquellen (siehe auch Tipp Seite 107).

> Ihr Baby wird nun Ihrer Einrichtung gefährlich: Wohin mit Stereoanlage und Großmutters Kristallvase? Da Kinder Grenzen brauchen (siehe Seite 31), sollten Sie nicht alles Empfindliche oder Zerbrechliche im obersten Regalfach verstauen. Bringen Sie einiges in Sicherheit; bei den in der »Babyzone« verbliebenen Dingen versuchen Sie es mit liebevoller Konsequenz von Anfang an.

Spielen – möglichst nackt!

Lassen Sie Ihr Baby weiterhin nackt seine Spielstunden genießen. Können Sie Ihr Kind aus praktischen Gründen – etwa wegen eines empfindlichen Teppichbodens – nicht völlig nackt ausziehen, suchen Sie nach Kompromissen: Vielleicht gibt es im Kinderzimmer einen abwaschbaren Boden? Kleine Pipipfützen, die Ihr Kind hier und da hinterlässt, sind schnell weggewischt. Doch auch wenn Ihr Kind gerade nicht nackt sein kann, spricht nichts dagegen, mit ihm zu spielen. Viele der folgenden Anregungen können ganz einfach in den Familienalltag integriert werden, sodass Sie nicht immer extra Spielstunden arrangieren müssen.

Spiele für Babys Hände

Mit seinen Händen erforscht Ihr Baby von Anfang an die Welt und lernt sie dabei zu begreifen. Im zweiten Halbjahr werden die Bewegungen der Hände und Finger immer differenzierter. Wie Dr. Jaroslav Koch es ausdrückte, »denkt das Baby viel mit den Händen«. Lassen Sie Ihr Kind weiterhin die Gegenstände des Alltags erforschen: weiche und harte, runde und kantige, raue und glatte, große und kleine.

GU-ERFOLGSTIPP

An- und Ausziehen gefällt kaum einem Baby. Hilfreich ist es, wenn Sie Ihr Kind möglichst oft langsam und mit sprachlicher Begleitung an- und ausziehen. Stellen Sie sich einmal vor, hinter Ihnen stünde jemand, der wortlos und schnell die Knöpfe Ihres Mantels öffnet! In den PEKiP-Gruppen ist das Aus- und Anziehen ein selbstverständlicher Bestandteil der Gruppenarbeit. Falls Ihr Baby morgens gern lange schläft, ist dies kein Grund zur Hektik. Sie müssen nicht pünktlich sein, Babys Bedürfnisse stehen im Vordergrund. Stillen oder füttern Sie Ihr Kind in aller Ruhe und nehmen Sie es im Schlafanzug mit (je nach Jahreszeit in einem Overall oder Jacke). In der PEKiP-Gruppe können Sie Ihren Langschläfer dann in aller Ruhe langsam ausziehen ...

Wie fasst man das an?

> **Sie brauchen:** verschiedene Gegenstände, zum Beispiel einen Holzstab, ein Stück festeren Karton ...

> **Das ist neu:** die Hand unterschiedlichen Formen anpassen.

> Ihr Kind liegt, hockt, sitzt oder steht vor Ihnen – je nachdem, wie weit es entwickelt ist. Geben Sie ihm nacheinander verschiedene Gegenstände in die Hand.

> Bieten Sie Ihrem Kind einen Kochlöffel mal waagerecht, mal senkrecht an.

> **Was tut Ihr Baby?** Es greift nach den Sachen und muss dabei seine Hand schon vorher entsprechend »ausrichten«.

> **Und später?** Anfangs braucht Ihr Baby länger, die richtige Greifposition zu finden, später bringt es schon beim Anblick des Kochlöffels seine Hände in die richtige Position – eine beachtliche Denkleistung!

Handgreiflich – mal zwei!

> **Sie brauchen:** einige kleine würfelförmige Bauklötze, ein paar Tischtennisbälle oder dicke Holzperlen.

> **Das ist neu:** Ab dem siebten Monat ist Ihr Baby in der Lage, in jeder Hand einen Gegenstand zu halten. Gar nicht einfach!

> Bieten Sie Ihrem auf dem Rücken liegenden Baby in jeder Ihrer Hände ein Spielzeug an – am besten zwei gleiche.

> **Was tut Ihr Baby?** Es greift nach beiden Gegenständen. Wahrscheinlich lässt es anfangs einen wieder fallen – dann geben Sie ihm diesen erneut. Bald weiß Ihr Kleines, dass es den ersten Gegenstand nicht loslassen muss, wenn es noch einen zweiten bekommt. Nun klopft Ihr Baby vielleicht die Bauklötze aneinander und macht Geräusche. Falls nicht, können Sie es ihm vormachen; bewusstes Nachahmen beginnt in dieser Zeit.

> **Und später?** Gegen Ende des ersten Jahres bieten Sie Ihrem Kind für jede Hand zwei gleiche Gegenstände an. Ihrem sitzenden Baby können Sie diese auf Ihren Handflächen reichen.

TIPP

Wenn Ihr Baby auf dem Bauch liegt, legen Sie die beiden Spielsachen mit etwas Abstand voneinander auf den Boden.
Später eignet sich das Spiel auch gut als Tischspiel, beispielsweise mit dem Überraschungsbeutel (siehe Seite 116).

Die dritte Dimension

› **Sie brauchen:** einen Plastikbecher, eine Dose oder Schachtel.

› **Das ist neu:** mit Hohlkörpern spielen und sie erkunden.

› Geben Sie Ihrem Kind den Gegenstand.

› **Was tut Ihr Baby?** Es untersucht den Becher genau. Mit acht, neun Monaten erforscht es neben Länge und Breite auch die Tiefe, tastet das Innere des Bechers ab oder schiebt die ganze Hand hinein und macht so erste physikalische Erfahrungen.

Baby-Babuschka

› **Sie brauchen:** einen Satz Stapelbecher; Picknickbecher oder leere Joghurtbecher lassen sich auch gut ineinanderstecken.

› **Das ist neu:** die dritte Dimension erfassen und Abläufe verstehen – eine große Freude für kleine Entdecker!

› Zeigen Sie Ihrem Kind, wie es die ineinandergesteckten Becher am äußeren Rand fassen und auseinanderziehen kann. Jeden »befreiten« Becher können Sie sprachlich freudig begleiten: »Noch einer! Und noch mal einer! Sooo viele Becher!«

› Stecken Sie die Becher nun wieder ineinander, und das Spiel geht von vorn los!

› **Und später?** Gegen Ende des ersten Jahres steckt Ihr Kind die Becher allein ineinander. Zwei- und Dreijährige spielen fasziniert mit den ineinandersteckenden Babuschka-Puppen.

TIPP

Stecken Sie drei bis vier an den Enden zusammengeknotete farbige Tücher in die Box. Diese lange Tuchschlange herauszuziehen macht einen Riesenspaß!

Was steckt da drin?

› **Sie brauchen:** eine Schuhschachtel oder einen anderen festen Karton. Schneiden Sie in die Mitte des Deckels ein großes, rundes Loch, durch das die Hand Ihres Babys gut hindurchpasst. Praktisch ist auch eine leere Kosmetiktücher-Box.

› **Das ist neu:** unsichtbare Räume mit der Hand erforschen.

› Legen Sie einige gut greifbare Spielsachen in die Box. Tun Sie dies anfangs vor den Augen Ihres auf dem Bauch liegenden oder sitzenden Kindes, später »heimlich«. Lassen Sie den Gegenstand in der Box ein bisschen klappern.

› **Was tut Ihr Baby?** Es interessiert sich sehr für den Inhalt der Box. Die Spannung ist groß: Was ist da drin?

Spielen mit der Schwerkraft

› **Sie brauchen:** ein Spielzeug.
› **Das ist neu:** Wenn Ihr Kind beim Füttern oder aus dem Kinderwagen Sachen fallen lässt, machen Sie ein Spiel daraus.
› Setzen Sie sich an einen Tisch. Falls Ihr Kind noch nicht frei sitzen kann, halten Sie es im Schalengriff. Seine Beine sind dabei über Ihren Oberschenkel gespreizt.
› Legen Sie das Spielzeug auf den Tisch.
› **Was tut Ihr Baby?** Es wird kurz damit spielen – und es dann zu Boden werfen, um zu erforschen, wohin es fällt.
› **Sagen Sie jedes Mal:** »Jetzt liegt der Löffel unten!« oder »Wenn du den Löffel loslässt, fällt er auf den Boden!« Anfangs müssen Sie das Spielzeug jedes Mal aufheben und Ihr Kind dabei kurz mit einem Arm sicher halten.
› **Und später?** Sie halten Ihr Kind sicher um den Rumpf und beugen sich gemeinsam hinunter. Ihr Kind hebt den Löffel auf.

TIPP
Das Spiel lohnt sich auch für Sie! Ihr kleiner Wissenschaftler lernt rasch: Bald wird das Fallenlassen uninteressant – und das Füttern wieder einfacher!

Ein- und ausräumen

› **Sie brauchen:** eine leere Kaffee- oder Tennisballdose und kleine Löffel, Wäscheklammern oder Korken.
› **Das ist neu:** Wenn Ihr Baby mit neun, zehn Monaten beginnt Sachen ineinanderzustecken, etwa den Schlüssel ins Schloss, können Sie diesen Entwicklungsschritt unterstützen.
› Geben Sie Ihrem Kind die Gegenstände.
1 › **Was tut Ihr Baby?** Es füllt die Dose und leert sie wieder aus. Damit kann es sich lange beschäftigen!

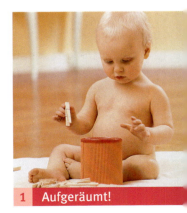

1 Aufgeräumt!

Die reservierte Schublade

> **Sie brauchen:** eine freie Schublade, kleine Küchengegenstände.

> **Das ist neu:** eine Schublade auf- und wieder zuschieben – anfangs sicher schwierig, aber sehr interessant!

> »Einigen« Sie sich mit Ihrem Baby darauf, dass es zum Beispiel in der Küche eine bestimmte Schublade, etwa das untere Fach der Anrichte, auf- und zumachen und mit den Sachen darin spielen darf. In Babys Fach kommen ungefährliche Küchensachen wie Plastikbecher, leichte Töpfe oder Kochlöffel.

> **Was tut Ihr Baby?** Es wird begeistert mit »seinen« Küchengeräten spielen und Sie dabei auch gern nachahmen.

»Schnur-Express«

> **Sie brauchen:** etwa 30 Zentimeter Schnur, ein Spielzeug, einen großen Knopf oder eine Holzperle.

> **Das ist neu:** etwas zu sich heranziehen – Ursache und Wirkung erforschen!

> Binden Sie ein Schnurende ums Spielzeug. Das andere Ende fädeln Sie durch Knopf/Perle. Legen Sie das Spielzeug so auf den Boden, dass Ihr Kind nur Knopf oder Perle erreicht.

> **Was tut Ihr Baby?** Es zieht an der Schnur und stellt erstaunt fest, dass der Schnur etwas folgt.

TIPP

Ähnlich funktioniert ein Quietschtier. Geben Sie es Ihrem Kind aber nicht zu früh: Begreift es noch nicht den Zusammenhang zwischen Drücken und Quietschen, erschrickt es.

Kleine Ursache – große Wirkung

> **Sie brauchen:** eine Spieluhr.

> **Das ist neu:** Mit sieben, acht Monaten erforscht Ihr Kind die Beziehung von Ursache und Wirkung und entwickelt langsam sogenanntes vorausschauendes Denken.

> Zeigen Sie Ihrem Baby die Uhr und ziehen an der Schnur.

> **Was tut Ihr Baby?** Es wird bald den Zusammenhang zwischen Ziehen und Musik erkennen und selbst an der Schnur ziehen.

Knüllen, rascheln, reißen

> **Sie brauchen:** ein Stück Butterbrotpapier.

> **Das ist neu:** Geräusche machen, Materialien untersuchen.

> Geben Sie Ihrem Kind das Papier.

> **Was tut Ihr Baby?** Es wird das Papier zerknüllen, später auch zerreißen – und begeistert sein, weil es Geräusche erzeugt. Wenn Ihr Kind das Papier in den Mund nimmt, merkt es, dass es nass wird und man nicht mehr damit spielen kann.

> **Und später?** Im zweiten Lebensjahr macht eine gemeinsame »Schneeballschlacht« mit zerknülltem Papier Spaß!

Für kleine Picassos!

> **Sie brauchen:** ein großes Stück Papier (Tapete, Plakat oder Karton); dicke Wachsmalkreiden, am besten mit rundem Kopf. Schützen Sie den Boden mit Zeitung oder Wachstuch, die Ränder des Papiers kann Ihr Baby noch nicht als Grenze erkennen – auch Kindergartenkinder können das oft noch nicht!

> **Das ist neu:** Kritzeln macht Spaß und ist die erste Stufe des Schreibenlernens (Zusammenspiel von Augen und Händen).

> Geben Sie Ihrem Baby eine Wachsmalkreide in die Hand und lassen es seine ersten bunten Kritzeleien produzieren.

Mit Pinzette und Zange

> **Sie brauchen:** kleine Gegenstände, zum Beispiel einen Faden, ein Wattepad, ein Stück Schnur, einige Glasperlen, ein paar »Knöllchen« aus Butterbrotpapier …

> **Das ist neu:** Etwa ab dem zehnten Lebensmonat interessieren sich Babys für winzige Dinge. Mit dem Pinzetten- oder Zangengriff sammeln sie kleine Sachen auf und untersuchen sie genau! Das fördert die feinmotorische Geschicklichkeit.

> Legen Sie die Sachen – nur wenige auf einmal – auf den Tisch oder den Boden. Lassen Sie Ihr Kind die Sachen auflesen.

WICHTIG
Lassen Sie Ihr Kind nie allein mit verschluckbaren kleinen Gegenständen, etwa Glasperlen, spielen. Merken Sie sich, wie viele Gegenstände im Spiel sind, und räumen Sie sie sofort nach dem Spiel weg!

Wasserexperimente

> **Sie brauchen:** zwei Becher (aus dem Becherturm; Picknick-/Joghurtbecher) auf einem Tablett, in einem Becher ist Wasser.

> **Das ist neu:** Mit zehn bis zwölf Monaten wird Ihr allein sitzendes oder stehendes Baby geschickter: »Ich bin vorsichtig, sonst habe ich bald kein Wasser mehr!«

> Zeigen Sie Ihrem Kind, wie Sie Wasser vom einen in den anderen Becher gießen. Dann geben Sie ihm die Becher.

> Besonders viel Spaß macht das Spiel in der Badewanne oder im Sommer, wenn Ihr Baby nackt auf einer Decke spielt.

> **Was tut Ihr Baby?** Es wird Sie nachahmen. Anfangs geht sicher etwas daneben, später wird es immer geschickter.

Stein auf Stein

SPANNENDE LERN-ERFAHRUNGEN

Bevor Ihr Baby lernt, einen Baustein auf den anderen zu legen, landen die Steine oft daneben. Mit der Zeit dreht es seine Hand so, dass sich der Stein genau über dem anderen befindet. Gar nicht so einfach, denn es muss die Handdrehung zum exakt richtigen Zeitpunkt stoppen. Als Nächstes lernt es das vorsichtige Öffnen der Hand. Als letzten Schritt muss es die Hand wegziehen, ohne dass die Bausteine umfallen.

> **Sie brauchen:** einen Becher, eine Tasse mit Henkel, Bauklötze, ein Trinkglas, eine Schüssel mit kleinen Plastikflaschen, später einen großen Teller, einen Unterteller, Bücher.

> **Das ist neu:** Das bewusste Abstellen oder Stapeln von Dingen ist ein langer Lernprozess. Das Spiel hilft Ihrem Kind dabei.

> Ihr Kind sitzt auf Ihrem Schoß am Tisch oder allein am Kindertisch. Geben Sie Ihm nach und nach die oben aufgezählten Sachen und bitten es jeweils, sie auf dem Tisch abzustellen.

> **Was tut Ihr Baby?** Anfangs stellt es den Becher grob und laut hin. Nach und nach wird es jedoch immer geschickter. Bei der Teetasse fällt ihm das asymmetrische Greifen und Ablegen anfangs schwer; mit der Zeit geht's immer leichter – auch mit Inhalt! Flache (Bauklotz) und hohe (Trinkglas) Dinge sind weitere Herausforderungen. Die Plastikflaschen kann Ihr Kind aus der Schüssel herausnehmen und aufstellen.

> **Und später?** Zeigen Sie Ihrem Kind, wie es die Tasse auf den großen Teller und später auf die Untertasse stellen kann. Dann kann es Bücher stapeln, um seinen ersten Geburtstag zwei Bauklötze. Gemeinsam macht's am meisten Spaß!

Einladung zum Krabbeln

Bevor Ihr Baby koordiniert krabbelt (rechter Arm vor, linkes Bein unterm Bauch anziehen und umgekehrt), übt es die Bewegungen einzeln. Die Arme müssen beim Krabbeln fast das halbe Körpergewicht tragen! Um die Beine anzuziehen, braucht Ihr Baby starke Bauchmuskeln. Die folgenden Spiele kräftigen die Muskeln und helfen Ihrem Kind sich aufs Krabbeln vorzubereiten.

Und was hängt hier?

> - **Sie brauchen:** ein Spielzeug.
> - **Das ist neu:** bäuchlings nach etwas greifen und sich dabei abstützen – nicht einfach! Greifen nach oben ist eine wichtige Vorbereitung fürs Krabbeln: Ihr Baby muss kurz eine Hand vom Boden lösen, sich mit der anderen abstützen und dabei sein Gleichgewicht halten.
> - Ihr Baby liegt auf dem Bauch. Setzen Sie sich vor ihm hin und zeigen ihm das Spielzeug, zuerst in Höhe seines Kopfes.
> - Bewegen Sie das Spielzeug jetzt langsam etwas nach oben.
> - **Was tut Ihr Baby?** Es versucht sein Gewicht auf einem Unterarm oder sogar auf einer Hand zu halten, um gleichzeitig den anderen Arm nach oben zu strecken.
> - Bieten Sie Ihrem Kind das Spielzeug abwechselnd von rechts und links an.

TIPP

Binden Sie das eine Ende einer Schnur an einem stabilen Tischbein in etwa 20 Zentimeter Höhe fest. Fädeln Sie eine leere Küchen- oder Toilettenpapierrolle auf die Schnur und befestigen das andere Ende am nächsten Tischbein. Beim Hin- und Herschieben muss Ihr Baby sein Gleichgewicht halten.

GU-ERFOLGSTIPP

Das meiste Babygeschirr wird aus Plastik hergestellt. Dabei können Sie Ihrem Kind durchaus eine Porzellantasse oder ein Glas zum Trinken geben. Es ist unvermeidbar, dass einiges zu Bruch geht. So lernt Ihr Kind aber schneller, vorsichtig mit Dingen umzugehen. Plastikteller fliegen öfter aus Wut durch die Gegend als Porzellanteller! In vielen Kinderkrippen wird Porzellan und Glas statt Plastikgeschirr verwendet. Dahinter steht die Einstellung von gegenseitigem Respekt.

WICHTIG
Legen Sie diesmal keine Spielsachen vor Ihr Baby auf den Boden, denn dann will es danach greifen statt sich abzustützen.

Krabbelball

› **Sie brauchen:** einen Wasserball (40 Zentimeter Durchmesser oder etwas größer).

› **Das ist neu:** Wichtige Voraussetzung fürs Krabbeln ist, dass das Baby sich mit den Händen vorn abstützt. Diese Reaktion bleibt lebenslang erhalten, sonst würden wir beim Stolpern auf der Nase landen! Außerdem zieht das Baby beim Spiel den Po hoch – ebenfalls wichtig fürs Krabbeln.

› Legen Sie Ihr Baby bäuchlings auf den Ball und halten Sie es im Schalengriff (siehe Seite 53) fest.

› Bewegen Sie Ihr Kind langsam nach vorn.

› **Was tut Ihr Baby?** Es stützt sich mit den Handflächen auf dem Boden ab und stößt sich ab.

› **Und weiter geht's:** Sie rollen es wieder etwas nach vorn.

TIPP: Legen Sie diesmal keine Spielsachen vor Ihr Baby auf den Boden, denn dann will es danach greifen, statt sich abzustützen.

Hilfreicher Gegendruck

› **Sie brauchen:** ein kleines Spielzeug.

› **Das ist neu:** mit Ihrer kleinen Hilfe vorwärts robben und dabei den Po heben.

› Legen Sie das Spielzeug in einiger Entfernung von Ihrem Baby auf den Boden.

› **Was tut Ihr Baby?** Es will zu dem interessanten Ding robben, doch was ist das? Nun ist das Ersehnte trotz aller Anstrengung noch weiter weg!

1 › **Helfen Sie Ihrem Baby:** Drücken Sie mit der Handfläche sanft an seine Fußsohle.

› **Und später?** Schließlich versucht es vielleicht sogar mithilfe Ihrer »Notbremse« in den Vierfüßlerstand zu kommen – die Startposition zum Krabbeln!

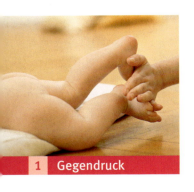

1 Gegendruck

Im Rückwärtsgang voran

> **Sie brauchen:** ein kleines Spielzeug.

> **Das ist neu:** Bei dieser späteren Variante des vorigen Spiels holt sich Ihr Baby das Spielzeug rückwärts robbend allein.

> Zeigen Sie Ihrem Baby, wie Sie den Gegenstand seitlich neben ihm hinlegen – etwa in Unterschenkelhöhe Ihres Kindes, später auch weiter hinten.

> **Was tut Ihr Baby?** Sich rückwärts schiebend erreicht es das Ding und ist mächtig stolz!

Der kleine Drehwurm

> **Sie brauchen:** ein Spielzeug.

> **Das ist neu:** Bevor Ihr Kind krabbelt, übt es vielleicht diese Bewegung: Bäuchlings dreht es sich im Kreis, indem es ein Bein immer wieder anzieht und streckt – das macht Spaß! Unterstützen Sie diese Bewegung mit einer Anregung.

> Legen Sie das Spielzeug neben Ihr Baby.

> **Was tut Ihr Baby?** Es greift mit einer Hand nach dem Spielzeug, stützt sich auf die andere und dreht den Körper zur Seite.

WICHTIG
Achten Sie darauf, dass sich Ihr Kind in beide Richtungen gleich gut dreht. Hat es eine Vorliebe für eine Richtung, motivieren Sie bewusst die andere Seite.

Spielend in den Vierfüßlerstand

> **Das ist neu:** Das Spielen auf Ihren warmen Oberschenkeln animiert Ihr Kind mehr zum Krabbeln als der harte Fußboden!

> Sie sitzen mit gestreckten Beinen auf dem Boden und legen Ihr Kind bäuchlings quer auf Ihre Oberschenkel. Mit einer Hand drücken Sie leicht auf seinen Po. Heben und senken Sie Ihre Beine nun ein wenig.

> **Was tut Ihr Baby?** Es stützt sich mit den Händen am Boden ab.

> Legen Sie immer wieder Pausen ein, damit Ihr Baby aus dieser Position den Vierfüßlerstand probieren kann – Ihre Oberschenkel halten dabei Babys Bauch.

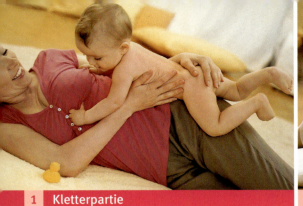
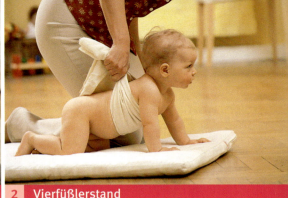

| 1 Kletterpartie | 2 Vierfüßlerstand |

Kletterpartie

> **Sie brauchen:** ein Spielzeug, ein Kissen für Sie.

> **Das ist neu:** sich mit den Füßen abstoßen, Kletterkünste üben.

> Sie liegen in Rückenlage am Boden. Ihr Kind liegt quer auf Ihrem Bauch, seine Knie sind am Boden. Legen Sie ein Spielzeug so neben sich auf den Boden, dass Ihr Baby es sehen, aber aus seiner Position nicht erreichen kann. Halten Sie die flache Hand gegen seine Fußsohlen.

> **Was tut Ihr Baby?** Es stößt sich ab, um das Ding zu erreichen.

1 > **Und später?** Sie liegen in Seitlage, Ihr Kind liegt längs auf Ihrer Hüfte, seine Beine hängen herab. Nun wird es versuchen von Ihrer Hüfte herabzuklettern, um das Spielzeug zu erreichen.

Po und Bauch hoch: So geht's!

> **Das ist neu:** endlich den Bauch vom Boden hochbekommen.

> Heben Sie Ihr auf dem Bauch liegendes Baby im Schalengriff um den Brustkorb (!) so weit hoch, dass es den Boden nur noch mit Knien und Händen berührt. Halten Sie es weiter fest.

> **Was tut Ihr Baby?** Es genießt die Erfahrung: »Endlich sind mein Po und Bauch oben, und ich kann hin- und herwackeln!«

2 > **Und später?** Falten Sie eine Stoffwindel längs, etwa 15 Zentimeter breit. Legen Sie sie unter den Brustkorb Ihres Babys (nicht um den Bauch!). Halten Sie die Enden nahe am Körper fest und helfen Ihrem Kind in den Vierfüßlerstand.

WICHTIG
In diesen Spielvarianten trainiert Ihr Baby die neue Lage – den Bauch weg von der Unterlage, die Beine angezogen. Macht es dabei jedoch »Schwimmbewegungen«, ist es noch zu früh für dieses Spiel!

Kleine Krabbler unterstützen

Hat Ihr Kind krabbeln gelernt, geben Sie ihm oft die Möglichkeit, die neue Fortbewegungsart zu üben. In Ihrer Wohnung sollten nicht zu viele Spielsachen herumliegen (siehe Seite 111), das lenkt Ihr Baby ab. In der warmen Jahreszeit kann Ihr Kind auf Sand, im Gras oder einen kleinen Hang hinauf und hinunter krabbeln.

Wer liegt denn da?

3
› **Das ist neu:** über Papa oder Mama krabbeln.
› Legen Sie sich auf den Boden, auf Bauch oder Rücken.
› **Was tut Ihr Baby?** Es wird sofort neugierig herbeikrabbeln und das »Hindernis« immer wieder erklettern wollen.

TIPP
Älteren Geschwistern macht das Spiel noch ebenso viel Spaß wie Ihrem Krabbelkind.

Über Berg und Tal …

4
› **Sie brauchen:** einen zweiten Erwachsenen.
› **Das ist neu:** über ziemlich »schwieriges Gelände« krabbeln.
› Setzen Sie sich mit gestreckten Beinen einander gegenüber auf den Boden. Die Beine bilden eine »Leiter mit vier Sprossen«. Legen Sie Ihr Kind auf Ihre Beine.
› **Was tut Ihr Baby?** Es versucht das Hindernis zu überwinden.
› **Und später?** Ziehen Sie beide die Beine unterschiedlich an, sodass Ihr Baby über verschieden hohe Hindernisse krabbelt.

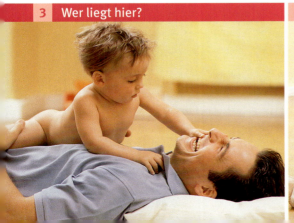
3 Wer liegt hier?

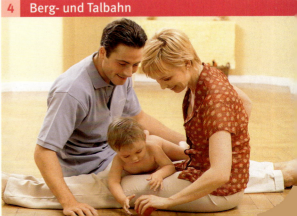
4 Berg- und Talbahn

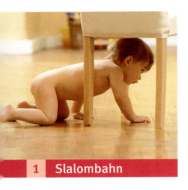

1 Slalombahn

Im Slalom mittendurch

› **Sie brauchen:** große Gegenstände wie Kartons oder Stühle.

› **Das ist neu:** die Bewegungen der Umgebung anpassen, sich im Raum orientieren.

› Stellen Sie die Sachen so hin, dass Ihr Baby dazwischen krabbeln kann. Krabbeln Sie eventuell im Slalom voraus.

› **Was tut Ihr Baby?** Es krabbelt den »Parcours« ab!

Unterm Stuhl hindurch

› **Sie brauchen:** einen Stuhl.

› **Das ist neu:** durch einen »Tunnel« krabbeln und dabei den Kopf so halten, dass er nicht anstößt.

› Der Stuhl steht zwischen Ihnen und Ihrem Baby. Sie sprechen es von der anderen Seite an oder zeigen ihm ein Spielzeug.

1 › **Was tut Ihr Baby?** Es krabbelt sicher durch den »Tunnel«. Mehr Tipps zum Tunnelbau finden Sie auf Seite 122.

TIPP
Für eine wackelige Krabbeltour blasen Sie eine Luftmatratze erst hart auf, dann immer weicher. Je weicher die Matratze, umso besser muss Ihr Baby beim Krabbeln sein Gleichgewicht ausbalancieren. Geeignet sind auch Luftballonkissen oder -matratze (siehe Seite 117).

In schwindelnder Höhe

› **Sie brauchen:** ein Bügelbrett.

› **Das ist neu:** Wenn Ihr Baby seit einigen Wochen krabbelt, können Sie das mit der »Hochebene« noch interessanter machen.

› Legen Sie das Bügelbrett zusammengeklappt mit der Stoffseite nach oben auf den Boden.

› **Was tut Ihr Baby?** Schon fünf Zentimeter Höhenunterschied nimmt es wahr und versucht konzentriert, sein Gleichgewicht beim Krabbeln zu halten. Wie aufregend, sich auf dem schmalen Brett zu bewegen!

› **Und später?** Stellen Sie das Brett etwas höher (aber maximal 10 bis 15 Zentimeter).

TIPP: Auch die schiefe Ebene (siehe Seite 75) eignet sich.

Erste Laufproben

Wenn Ihr Kind krabbeln kann, sucht es nach neuen Herausforderungen: Irgendwann sitzt es selbstständig. Kurz darauf zieht es sich an Tisch oder Stuhl hoch und steht zum ersten Mal auf eigenen Beinen. Nach den ersten seitlichen Schritten um den Tisch herum macht es die ersten freien Schritte. Mit den folgenden Anregungen können Sie diese Entwicklung unterstützen.

An Mama oder Papa hoch

> **Das ist neu:** immer selbstständiger auf die Füße kommen.

> Setzen Sie sich auf den Boden – das reicht Ihrem Baby als Einladung, sich an Ihnen aufzurichten.

> **Was tut Ihr Baby?** Es zieht sich an Ihrem Körper hoch. Sie passen sich seinen Bewegungen an und ermöglichen es ihm damit, sich über den Halbkniestand (ein Fuß auf dem Boden, das andere Bein kniend) hochzuziehen.

> Bei den ersten Versuchen halten Sie eine Hand hinter seinem Rücken bereit (nicht festhalten!), falls es nach hinten kippt. Anfangs müssen Sie ihm helfen, sich wieder hinzusetzen. Später können Sie es mit »Hebst du das mal auf?« von Seite 99 probieren.

TIPP: Mit PEKiP-Spielen ins zweite Lebensjahr

Die Entwicklung der Kinder in den letzten Monaten vor dem ersten Geburtstag ist sehr unterschiedlich. Nur die Hälfte der Babys kann mit 12 Monaten frei laufen – PEKiP-Spiele unterstützen die Entwicklung bis zum sicheren Laufenlernen. In den PEKiP-Gruppen ist bis zum Schluss ein warmer Raum selbstverständlich, in dem die Kinder nackt spielen können. Lassen Sie Ihr Kind zu Hause viel barfuß laufen und bequeme Kleidung tragen – »Babyjeans« gehören nicht dazu!
Einige Spiele für Hände und Füße (siehe Seite 84) und soziale Spiele (siehe ab Seite 103) sind für manche Babys erst kurz nach dem ersten Geburtstag interessant, bleiben dann aber lange Lieblingsspiele. Viele PEKiP-Spiele lassen sich auch spontan in den Familienalltag integrieren.

Rauf und runter

> **Sie brauchen:** eine Matratze (siehe »Auf dem Thron«, Seite 75).

> **Das ist neu:** Stufen erklimmen und Hindernisse überwinden.

> Legen Sie das Hindernis auf den Boden.

> **Was tut Ihr Baby?** Es klettert begeistert hinauf und hinunter.

> Wenn es kopfüber wieder hinunter will, drehen Sie es so, dass seine Füße leicht den Boden berühren. Sagen Sie dabei jedes Mal den gleichen Satz (etwa »Halt, zuerst umdrehen!«), so lernt Ihr Baby, wie es sich zum Herabsteigen drehen muss.

> **Und später?** Bauen Sie eine einfache Treppe (siehe Seite 122). Zuerst kann Ihr Kind zwei Stufen hoch- und rückwärts wieder herunterkrabbeln. Dann erhöhen Sie auf drei Stufen.

WICHTIG
Sichern Sie stets die Treppen in Wohnung oder Haus, auch wenn Ihr Baby schon drei Stufen schafft. Üben Sie im Treppenhaus oder an der Stehleiter mit Ihrem Kind; lassen Sie es aber nie allein! Halten Sie es auch nicht fest, sonst klettert es aus dieser Sicherheit höher, als es sich allein zutrauen würde. Räumen Sie die Leiter nach dem Spiel immer sofort weg!

Hoch hinaus auf der Leiter

> **Sie brauchen:** eine kleine, stabile Haushaltstrittleiter.

> **Das ist neu:** Stufen erklimmen, die Welt von oben betrachten.

> Stellen Sie die Leiter auf und beobachten Sie Ihr Kind.

> **1 Was tut Ihr Baby?** Anfangs wird es sich auf der unteren Stufe aufrichten, dann umkehren. Irgendwann erreicht es die zweite Stufe und steht stolz darauf!

> Beim schwierigen Herabsteigen können Sie ihm helfen, indem Sie eines seiner Beine und die Hüfte sanft nach unten führen.

Immer an der Wand lang

> **Sie brauchen:** ein kleines Spielzeug.

> **Das ist neu:** Wenn Ihr Kind sich schon an Möbeln aufrichtet, kann es das nun an einer glatten Fläche versuchen.

> Befestigen Sie das Spielzeug an einem Türgriff.

> **Was tut Ihr Baby?** Es wird angestrengt versuchen sich an der glatten Fläche hochzuziehen.

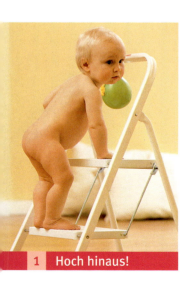

1 Hoch hinaus!

Spiele für das zweite Halbjahr 99

Loslassen ist nicht einfach

› **Sie brauchen:** ein Spielzeug.

› **Das ist neu:** sich beim Stehen nur mit einer Hand festhalten.

› Wenn Ihr Kind an einem Stuhl steht und sich mit beiden Händen festhält, reichen Sie ihm von der Seite das Spielzeug.

› **Was tut Ihr Baby?** Es wird nach dem Gegenstand greifen. Jetzt hält es sich nur noch mit einer Hand am Stuhl fest und ist sicher stolz auf sich!

Hebst du das mal auf?

› **Sie brauchen:** ein Spielzeug.

› **Das ist neu:** Ihr Kind kann schon gut stehen und hält sich nur mit einer Hand fest? Zeigen Sie ihm den nächsten Schritt: allein in die Hocke kommen!

› Zeigen Sie Ihrem Kind das Spielzeug und legen Sie es dann zu seinen Füßen auf den Boden. Anfangs können Sie das Spielzeug zum Beispiel auf einen Schuhkarton legen, damit Ihr Baby es leichter erreichen kann.

› **Was tut Ihr Baby?** Es hebt das Spielzeug auf: Dafür geht es etwas in die Knie, beugt sich vor und muss bei alldem sein Gleichgewicht halten.

Fußball mit Seitenwechsel

› **Sie brauchen:** einen an einer Schnur befestigten Wasserball.

› **Das ist neu:** das Gleichgewicht von einem Fuß auf den anderen verlagern.

› Ihr Baby steht am Tisch. Zeigen Sie ihm den Ball und halten ihn dann seitlich an einen seiner Füße – abwechselnd an den linken und den rechten Fuß.

› **Was tut Ihr Baby?** Es wird anfangs eher zufällig, später mehr und mehr bewusst gegen den Ball treten.

»AUA!«
Ganz ohne kleine Stürze und ein paar blaue Flecken kommt kein Baby durch diese Zeit!

Über Umwege zum Ziel

› **Sie brauchen:** ein Spielzeug.

› **Das ist neu:** Mit dem Spiel fördern Sie das seitliche Laufen und das Denken (motorische und kognitive Entwicklung).

› Ihr Baby steht am Tisch. Legen Sie das Spielzeug auf die gegenüberliegende Seite des Tisches.

› **Was tut Ihr Baby?** Um an das Spielzeug zu kommen, muss es sich zuerst von ihm entfernen: seitwärts um den Tisch herum! Anfangs braucht Ihr Kind vielleicht Ihre Hilfe: Machen Sie ihm vor, wie der Weg zu bewältigen ist.

Zwergerl-Fußball

› **Sie brauchen:** einen Ball.

› **Das ist neu:** im Laufen das Gleichgewicht verlagern und in einem sich verändernden Rhythmus laufen.

› Zeigen Sie Ihrem Baby, wie Sie mit dem Fuß gegen einen Ball treten. Nun ist Ihr Baby dran!

› **Was tut Ihr Baby?** Es läuft wahrscheinlich tapsig zum Ball, macht kurz davor einen größeren Schritt und versucht, dagegenzutreten. Dabei kommt es aus seinem Laufrhythmus und muss sein Gleichgewicht ausbalancieren.

TIPP

Lassen Sie Ihr Kind draußen vielfältige Fußerfahrungen machen, wenn es die Temperatur erlaubt. Auf Gras, Sand oder Steinchen barfuß laufen macht Spaß, bietet neue Sinneserfahrungen und fördert das sichere Laufen.

Neue Erfahrungen für kleine Füße

› **Sie brauchen:** eine saubere Fußmatte, ein Fell, eine Luftmatratze oder Ähnliches.

› **Das ist neu:** auf verschiedenen Untergründen sicher laufen.

› Legen Sie den »Laufsteg« auf den Boden. Auf der wackeligen Luftmatratze läuft es sich ganz anders als beispielsweise auf dem kuscheligen Fell oder dem rauen Fußabstreifer!

› **Was tut Ihr Baby?** Es probiert die verschiedenen Böden begeistert aus und wird dabei immer sicherer.

TIPP: Mama, wo ist deine Hand?

In der Wohnung läuft Ihr Baby vielleicht schon sicher – es kennt sich aus und weiß um die kurzen Entfernungen zwischen den Möbelstücken. Im Freien sind die Entfernungen viel größer, und es gibt zahlreiche »Stolpersteine«! Hier braucht Ihr Kind Ihre unterstützende Hand. Ziehen Sie beim Gehen seinen Arm nicht nach oben: Babys Arm soll angewinkelt sein. Auf diese Weise muss Ihr Kind das Gleichgewicht selbst halten und übt das sichere Gehen.

Bieten Sie (auch um Ihren Rücken zu schonen!) Ihrem Kind Ihre Hand nicht allzu oft an, sondern geben sie ihm nur, wenn Ihr Baby darum »bittet« – und wenn es aus Sicherheitsgründen nötig ist, etwa in der Stadt!
Ihr Baby sollte oft barfuß oder auf rutschfesten Socken laufen. Schuhe braucht es nur im Freien, um die Füße vor Kälte und Nässe zu schützen. Die ersten Schritte sind sicherer ohne feste Schuhe – »Lauflernschuhe« sind überflüssig!

Über Stock und Stein

> **Sie brauchen:** lange, niedrige, schmale Hindernisse: Besenstiel, Staubsaugerschlauch, ein längs gerolltes Handtuch …

> **Das ist neu:** eine kleine Stufe übersteigen. Gar nicht einfach!

> Legen Sie einen der länglichen Gegenstände auf den Boden.

> **Was tut Ihr Baby?** Wenn es das Hindernis überwinden will, muss es sein Bein höher anziehen als beim normalen Gehen; das Laufen gerät ins Ungleichgewicht. Deswegen sucht Ihr Kind bei den ersten Versuchen Ihre unterstützende Hand.

> **Und später?** Bauen Sie einen Hindernis-Parcours.

Ganz schön gewichtig!

> **Sie brauchen:** ein großes, aber leichtes Spielzeug, etwa einen Wasserball oder einen großen Teddy.

> **Das ist neu:** große Dinge tragen, sich dabei ausbalancieren.

> Bitten Sie Ihr Kind, Ihnen das Spielzeug zu bringen.

> **Was tut Ihr Baby?** Es wird begeistert das Spielzeug holen.

Auf Schmalspur

> **Sie brauchen:** für Anfänger einen langen Papierstreifen; später ein Bügelbrett oder eine zusammengefaltete Decke.

> **Das ist neu:** Anfangs laufen Babys breitbeinig, um ihr Gleichgewicht besser zu halten. Mit diesem Spiel lernt Ihr Kind seine Lauftechnik zu verfeinern.

> Hatte Ihr Kind Spaß an den vorigen Laufspielen, bieten Sie ihm nun den schmalen »Steg« als neue Herausforderung an.

Magisch angezogen

> **Sie brauchen:** ein Spielzeug zum Ziehen.

> **Das ist neu:** Wenn Ihr Kind im Laufen schon Sachen vor sich herschiebt, kann es nun probieren, im Laufen nach hinten zu sehen und sein Gleichgewicht zu halten.

> Geben Sie Ihrem Kind die Schnur.

> **Was tut Ihr Baby?** Es ist daran gewöhnt, in die Richtung zu schauen, in die es läuft. Jetzt will es das Spielzeug hinter sich beobachten, während es vorwärts läuft – gar nicht so leicht!

Rückwärts einparken

TIPP

Beherrscht Ihr Kind das Hinsetzen auf den Stuhl, können Sie ihn auch mitten ins Zimmer stellen. Ermuntern Sie Ihr Kind, sich zu setzen. Dafür muss es einen oder zwei Schritte rückwärts bewältigen. Beim Rückwärtsschauen dreht es den Körper automatisch so, dass es sich setzen kann.

> **Sie brauchen:** eine Matratze oder eine unterste Treppenstufe, einen niedrigen Kinderstuhl.

> **Das ist neu:** sich rückwärts hinsetzen in zwei Lernschritten.

> Zeigen Sie Ihrem Kind die Matratze und ermuntern Sie es, sich hinzusetzen.

> **Was tut Ihr Baby?** Es dreht sich um und setzt sich vorsichtig hin. Bei der breiten Fläche ist die Trefferquote recht hoch!

> Nun stellen Sie den Stuhl an die Längsseite des Sofatischs.

> **Was tut Ihr Baby?** Es hält sich an der Tischkante fest und setzt sich mit Seitwärtsschritten hin. Der Po muss die kleine Fläche treffen – viele Kinder landen anfangs auf dem Boden!

Soziale Spiele

Mit etwa einem halben Jahr lernt Ihr Baby sich verständlich zu machen, um etwas zu bekommen. Mit acht oder neun Monaten versteht es schon viele Wörter. Die folgenden Spiele unterstützen die sprachliche und soziale Entwicklung Ihres Kindes.

Fang mich doch!

> **Das ist neu:** Wenn Ihr Kind schon gut krabbelt, macht es ihm großen Spaß, wenn Sie ihm hinterherkrabbeln und es »fangen« – je nach Baby-Typ wilder oder eher ruhig.

> **Was tut Ihr Baby?** Bald wird es vielleicht loskrabbeln und zurückschauen, als wollte es sagen: »Fang mich!«

Wau, wau – oder miau?

> **Das ist neu:** nachahmen, Begriffe erfassen.

> Zeigen Sie Ihrem Krabbelkind, wie ein Hund läuft und bellt.

> **Was tut Ihr Baby?** Bald wird es krabbeln und dabei »wau, wau« sagen: »Der Hund ist das, was er tut.«

> **Und später?** Ihr Kind lernt den Begriff »Hund«. Wenn es einen sieht und »wauwau« sagt, bestätigen Sie seine Denkleistung: »Ja, das ist ein Hund. Und der macht wau, wau.«

Beifall für Ihr Baby!

> **Das ist neu:** in die Hände klatschen wie Mama und Papa – ein Erfolgserlebnis und später eine musikalische Erfahrung.

> 1 Sie zeigen Ihrem Baby, wie Sie in die Hände klatschen.

> **Was tut Ihr Baby?** Es versucht Sie nachzuahmen.

> **Und später?** Sie singen und klatschen. Anfangs setzt Ihr Kind nach Ihnen mit dem Klatschen ein, später beginnt es sofort zu klatschen, wenn Sie zu singen beginnen. Noch später fordert es Sie zum Singen auf: Es klatscht, nickt, gibt Laute von sich.

WICHTIG
Achten Sie auf die Reaktion Ihres Babys: Sagt es mit Körperhaltung und Mimik »Nein!«, brechen Sie das Spiel unbedingt sofort ab. So erfährt Ihr Baby, dass seine Gefühle ernst genommen werden!

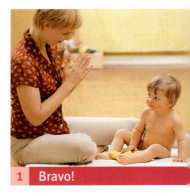

1 Bravo!

Die Sprachentwicklung fördern

Sprachspiele

Mit den Spielen auf dieser Seite können Sie die sprachliche Entwicklung Ihres Babys fördern (siehe auch Kasten Seite 34).

> **Augen, Nase, Ohren, Mund:** Benennen Sie immer wieder die Körperteile Ihres Kindes. Fragen Sie: »Wo ist die Nase? Wo sind die Ohren?« Achten Sie darauf, dass alle Körperteile einen Namen bekommen – auch die Geschlechtsteile! Viele Kinder kennen dafür keine angemessenen Bezeichnungen. Oft heißt es nur: »Jetzt wasche ich dich da unten sauber!«

> **Ja und Nein:** Zeigen Sie Ihrem Kind ein Bild, etwa von einem Ball. Fragen Sie: »Ist das ein Auto?« Anfangs kann Ihr Kleines mit Kopfschütteln, später mit »Nein« antworten. Nicken und ein Ja abwechselnd mit Kopfschütteln und einem Nein machen Riesenspaß – und das Sprachverständnis wächst.

> **Sei so lieb und bring mir ...:** Geben Sie Ihrem Baby kleine Aufgaben: »Hol bitte den Ball!« – »Bringe die Tasse in die Küche!« Stolz erfüllt es Ihre Bitte.

> **Mal laut, mal leise:** Spielen Sie mit Ihrer Sprachlautstärke – mal etwas lauter, dann wieder leiser. Das gefällt Ihrem Kind, und bald ahmt es Sie nach.

> **Lange Leitung:** Auch über größere Entfernung können Sie mit Ihrem Baby sprechen: Unterhalten Sie sich von der Küche aus mit Ihrem im Wohnzimmer spielenden Kind. Ihre Stimme klingt so etwas anders, und Ihr Kind lauscht gespannt.

> **Lautsprecher und Rohrpost:** Flüstern oder rufen Sie in eine Pappröhre oder einen Becher. Anfangs rufen Sie den Namen Ihres Kindes. Halten Sie nun die Öffnung schräg vor sein Gesicht. Bald wird Ihr Baby versuchen, Sie nachzuahmen. Stimmen zu variieren macht großen Spaß! Durch eine Pappröhre können Sie sich auch gegenseitig anschauen.

> **Bücherlust:** Bilderbücher gemeinsam anschauen und Bilder benennen erweitert den Wortschatz. Die ersten Bilderbücher sollten nur ein deutliches Bild pro Seite haben, wie den Ball oder eine Katze.

Lieder und Verse

Wie bei den PEKiP-Spielen ist es auch bei Liedern und Versen wichtig, dass Sie sie häufig wiederholen – auch wenn es für Sie manchmal langweilig ist! Babys brauchen im ersten Jahr keine Fülle von Liedern – einige wenige reichen aus. Diese sollten Sie Ihrem Baby gleich mehrmals hintereinander vorsingen. Interessant findet es keine endlosen Strophen, sondern kurze Texte, die Sie unterschiedlich betonen.

> Im ersten Vierteljahr sind Schmuse- und Wiegenlieder geeignet. Das Lied zum Einschlafen sollte unbedingt immer das gleiche sein!
> Verse und Lieder, bei denen der Körper einbezogen wird, begeistern Babys etwa ab dem fünften Monat, besonders beim Wickeln.
> Später eignen sich rhythmische Lieder mit Klatschen oder Fingerbewegungen. Beides versucht Ihr Baby schon bald nachzuahmen (siehe Spiel Seite 103 unten).
> Wenn Ihr Baby sitzen kann, freut es sich auf die sogenannten Kniereitspiele. Viele Generationen sind mit »Hoppe, hoppe, Reiter« aufgewachsen – und immer noch ist niemand dabei zum Schluss von den Raben gefressen worden!
> Um den ersten Geburtstag herum – wenn die Kinder laufen gelernt haben – kommen die ersten »Kreisspiele« mit Mama oder Papa dazu: Hände haltend »Ringel, Ringel, Reihe« singen und dazu im Kreis herumlaufen.
> Falls Sie nur wenige Lieder kennen oder Ihnen die Texte nicht mehr einfallen, fragen Sie doch Ihre Eltern oder Schwiegereltern, was sie mit Ihnen oder mit Ihrem Partner gesungen haben. So erhalten die Lieder und Verse eine Verbindung zu Ihrem eigenen Sprechenlernen. Vielleicht fragt Ihr Kind Sie ja später mal danach!
> Es schadet Ihrem Kind übrigens nicht, falls Sie nicht perfekt singen können. Die Freude am Singen ist das Wichtigste.

Wichtig: Die Bewegungsanregungen aus diesem Buch sind nicht geeignet, um mit Liedern kombiniert zu werden. Bei den PEKiP-Bewegungsspielen geht das Tempo von Ihrem Kind aus – nicht vom Tempo oder Rhythmus eines Liedes.

TIPP

Ab dem achten, neunten Monat wollen Babys die Erwachsenen nachahmen und vieles selbst ausprobieren. Nur beim Tun lernt Ihr Baby – geben Sie ihm viel Gelegenheit, Selbstständigkeit zu üben: mit dem Löffel essen, auch wenn viel danebengeht. Allein das Gesicht waschen. Sich den Mund mit der Serviette abwischen. Selbst die Haare bürsten – und interessante Frisuren erfinden.

Kuckuck – wo bin ich?

> **Sie brauchen:** ein dünnes Tuch.

> **Das ist neu:** verstecken, entdecken, sich über Erfolge freuen.

> Legen Sie das Tuch über das Gesicht Ihres Kindes und fragen Sie: »Wo ist die Anna?« Nehmen Sie das Tuch weg und sagen Sie: »Da!« Oder Sie verstecken sich selbst unterm Tuch.

> **Was tut Ihr Baby?** Es zieht bald das Tuch weg und freut sich.

> **Und später?** Kinder verstecken sich gern zusammen unter einer Decke – oder mit Ihnen, und ein älteres Kind darf suchen.

Auf die Pauke hauen ...

> **Sie brauchen:** einen Kochlöffel, Töpfe und Schüsseln.

> **Das ist neu:** unterschiedliche Töne erzeugen.

> Zeigen Sie Ihrem Baby, wie Sie mit einem Kochlöffel auf einen Topf schlagen und auf eine Plastikschüssel trommeln.

> **Was tut Ihr Baby?** Es probiert aus, welches Gefäß wie klingt.

> Geben Sie Ihrem Kind den Kochlöffel abwechselnd in die rechte und linke Hand. Trommeln Sie auch mal mit!

> **Und später?** Mit zwei Kochlöffeln trommeln: Anfangs nicht leicht.

Bitte und Danke

> **Sie brauchen:** ein vertrautes Spielzeug (ein neues ist zu interessant, um es abzugeben!).

> **Das ist neu:** etwas abgeben. Die Begriffe »Bitte« – »Gib mir ...« – »Danke« in spielerischer Weise lernen.

> Geben Sie Ihrem Kind das Spielzeug und sagen dabei »Bitte!« Nach einer Weile strecken Sie Ihre Hand aus und bitten wieder darum. Wenn Sie es bekommen, sagen Sie »Danke!«

> **Was tut Ihr Baby?** Es nimmt erfreut das Spielzeug an und reicht es wieder zurück.

Wo tickt es?

> **Sie brauchen:** einen laut tickenden Wecker.

> **Das ist neu:** einem Klang folgen.

> Lauschen Sie gemeinsam dem Ticken: nah und weiter weg. Verstecken Sie die Uhr in einem anderen Zimmer. Suchen Sie mit Ihrem Kind: »Horch, wo ist die Uhr? Da ist die Uhr!«

> **Was tut Ihr Baby?** Beim nächsten Mal sucht Ihr Kind den Gegenstand da, wo er beim letzten Spiel war.

Mamas Buch, Annas Buch

> **Sie brauchen:** eines Ihrer Bücher, ein Bilderbuch Ihres Babys.

> **Das ist neu:** Grenzen erkennen und akzeptieren.

> Legen Sie beide Bücher auf Tisch oder Boden und sagen Sie mehrmals, wem sie gehören: »Mamas Buch und Annas Buch.«

> **Nun fragen Sie Ihr Kind:** »Wo ist Mamas (Annas) Buch?«

> **Was tut Ihr Baby?** Bald zeigt es aufs richtige Buch und sagt vielleicht schon »Da!«.

> Nimmt Ihr Kind Ihr Buch, sagen Sie ruhig: »Nein, das Buch gehört der Mama!« Anschließend nehmen Sie es ihm weg. Dann geben Sie ihm sein Buch: »Das ist Annas Buch.«

Memory für die Kleinsten

> **Sie brauchen:** drei Plastikbecher, ein kleineres Spielzeug.

> **Das ist neu:** mit Spaß und Spannung etwas wiederfinden; das Erinnerungsvermögen schulen.

> Stellen Sie die Becher umgedreht vor Ihr Kind. Verstecken Sie das Spielzeug vor seinen Augen unter einem Becher. Fragen Sie, wo das Spielzeug ist. Zeigen Sie auch mal auf den »falschen« Becher und fragen: »Ist die Ente da? Nein!«

> **Und später?** Im zweiten Lebensjahr legen Sie unter jeden Becher ein anderes Spielzeug und fragen nach einem davon.

GU-ERFOLGSTIPP

Früher sprach man von Verboten, heute eher vom Grenzensetzen: »Ich als erfahrenere Person sage und zeige dir, wo deine Grenzen sind. Innerhalb dieser Grenzen kannst du dich sicher und frei bewegen.« Sagen Sie ruhig und mit ernster Miene Nein. Bei kleinen Kindern müssen Sie das oft mit einer Handlung ergänzen: Nehmen Sie Ihr Baby zusätzlich weg von der Herdplatte – oder seine Hand aus Ihren Haaren. »Vorsicht, heiß!« in Sachen Stereoanlage? Das kann das einige Male funktionieren. Aber schon nach kurzer Zeit wird Ihr Baby es durchschauen – und sich irgendwann an der wirklich heißen Herdplatte in Gefahr bringen!

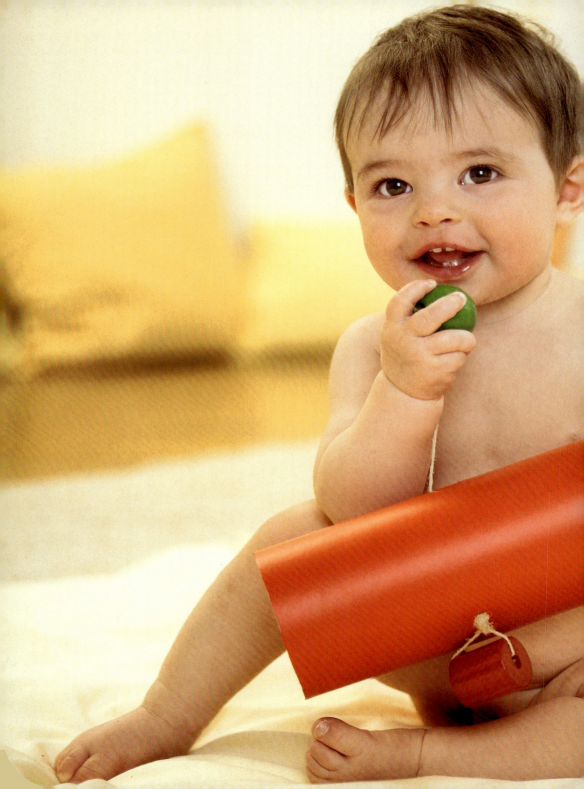

SCHÖNES ZUM SPIELEN

Welches Spielzeug für Ihr Kind sinnvoll ist und was Sie sonst noch brauchen, lesen Sie in diesem Kapitel. Vor allem aber finden Sie hier schöne Bastelanregungen.

Spielzeug und mehr – was brauchen Babys? 110
Spielzeug aus der eigenen »Werkstatt« 114

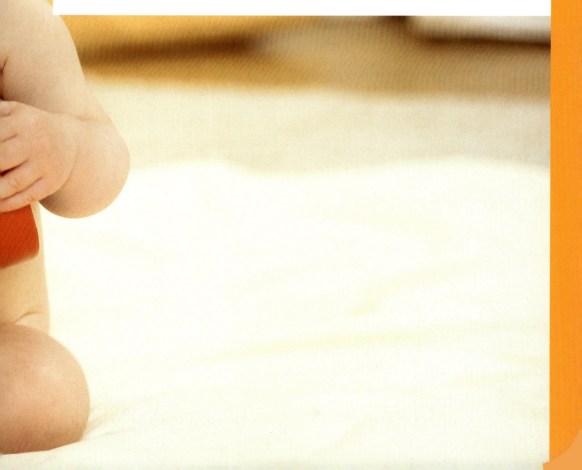

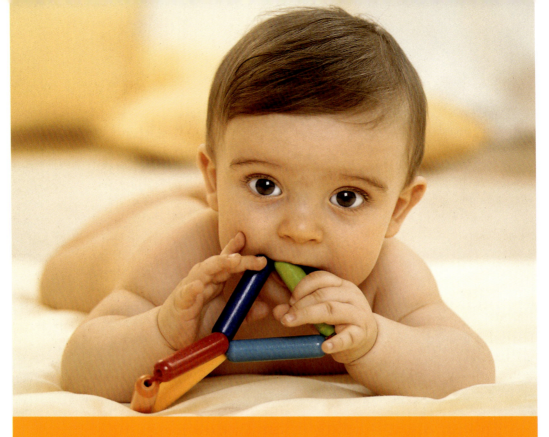

Spielzeug und mehr – was brauchen Babys?

Die Regale in den Spielwarenläden quellen über – die Schränke in den Kinderzimmern ebenfalls. Das Angebot an Spielzeug ist unüberschaubar, und Eltern oder schenkfreudige Großeltern fragen sich oft ratlos, was sie kaufen sollen. Abwechslung beim Spielen ist natürlich gut, doch wenn Ihr Kind zwischen Bergen von Spielzeug sitzt, kann es sich gar nicht intensiv mit einem Gegenstand beschäftigen. Bieten Sie Ihrem Kind weniger, aber schöne Spielzeuge an, die immer wieder aufs Neue interessant sind.

Wozu Spielzeug?

Spielend erforscht Ihr Kind seine Umwelt und die eigenen Fähigkeiten. Es lernt unterschiedliche Materialien kennen und entdeckt, was es mit verschiedenen Gegenständen anfangen kann: zwei Bauklötze aneinanderschlagen, an der Schnur der Spieluhr ziehen, in Löcher etwas hineinstecken, Dinge stapeln und den Stapel wieder umwerfen, Papier knüllen, Wasser hin und her gießen, einen Ball ins Rollen bringen, einen Karton vor sich herschieben ... So spielt es fasziniert mit dem Gesetz von Ursache und Wirkung.

Weniger ist mehr!

Schütten Sie die Spielzeugkiste nicht einfach vor Ihrem Baby auf dem Boden aus, sondern lassen Sie Ihr Kind die Spielsachen selbst herausholen. Wenn schließlich mehrere Spielzeuge auf dem Boden herumliegen, mit denen es im Augenblick nicht mehr spielt, räumen Sie sie (gemeinsam) weg. So lernt Ihr Kind, konzentriert ein Spielzeug zu erforschen. Räumen Sie auch ab und zu ein Spielzeug Ihres Babys eine Zeit lang ganz weg: Nach ein paar Wochen ist die »alte« Ente plötzlich wieder hochinteressant.

Alles kann Spielzeug sein

Gegen Ende des ersten Lebensjahres brauchen Babys Gegenstände aus dem Alltag für ihre ersten Nachahmungs- oder Rollenspiele. Beliebt sind jetzt vor allem Küchenutensilien – nicht zuletzt deshalb, weil die Mama ja auch ständig damit zu tun hat. Kochlöffel, Töpfe, Joghurtbecher, Kaffeedosen, alte Pralinenfolien, Schneebesen – solche Dinge findet Ihr Kind jetzt sehr interessant! Lassen Sie es möglichst mit dem Gegenstand spielen, den es sich selbst ausgesucht hat – natürlich vorausgesetzt er ist ungefährlich.

Auch das Essen ist für Ihr Kind eine spielerische Entdeckungsreise: Lassen Sie es ruhig ab und zu seine Nudeln mit den Fingern essen! Draußen wird Ihr Kind ebenfalls eine Menge entdecken und erforschen: Laub, Steine, Kies – all das ist so interessant! Wichtig ist, dass Ihr Kind die Dinge in ihrer natürlichen Umgebung und Funktion kennenlernt: Holen Sie Blätter und Steine nicht extra ins Haus, bereiten Sie kein Essen nur zum Spielen zu.

TIPP: Spielzeug für Ihr Baby

An diesen Dingen wird Ihr Baby lange Freude haben:
> einige Greiflinge
> ein Quietschtier, zwei kleine Kuscheltiere, einige »Badetiere«
> eine kleine, weiche Puppe
> ein Babybilderbuch
> eine Spieluhr
> ein Auto zum Schieben
> unterschiedlich große Bälle
> ein Becherturm
> einige Bauklötze
> eine Klopfbank
> ein Spieltelefon

Was Sie sonst noch fürs Baby brauchen

Neben Spielzeug gibt es auch eine Menge sogenannter Babygeräte, welche laut den Herstellern die Entwicklung des Babys fördern und den Alltag für die Eltern erleichtern sollen. Aber nicht alle Produkte erfüllen diese Versprechen. Einige sind für die Entwicklung Ihres Kindes sogar schädlich oder wegen ihres Unfallrisikos gefährlich.

Hier erfahren Sie, was empfehlenswert ist, was für eine kurze Zeit durchaus zum Einsatz kommen kann – und was für Ihr Baby völlig ungeeignet ist. Die Angaben richten sich nach Empfehlungen des Deutschen Verbandes für Physiotherapie.

> **Kinderwagen:** Als erstes Transportmittel ist er gut geeignet – und praktisch, weil Sie Trinkfläschchen, Windeln und anderes bequem mitnehmen können. Er kann zwar in manchen Situationen, etwa in der U-Bahn, etwas sperrig sein, ist aber gerade wenn Sie länger unterwegs sind ein gemütlicher »Rückzugsort« für Ihr Baby.

> **Buggys und Sportwagen:** Diese Wagen, beispielsweise sogenannte Babyjogger, sind erst empfehlenswert, wenn Ihr Baby sicher sitzt. Wichtig bei solchen Sportwagen ist eine verstellbare Rückenlehne für den Fall, dass Ihr Kind unterwegs einschläft.

> **Tragetuch:** Das Tuch ersetzt zwar nicht den Kinderwagen, ist aber – richtig gebunden – auf jeden Fall eine gute Transportmöglichkeit. Lassen Sie sich von Ihrer PEKiP-Gruppenleiterin oder Hebamme zeigen, wie Sie solch ein Tuch richtig binden.

> **Tragesack:** Weniger empfehlenswert, da diese Tragehilfen nur selten so flexibel auf die Körpergröße des Kindes einstellbar sind, dass sie stets den richtigen Halt geben – wie das bei einem richtig gebundenen Tragetuch der Fall ist.

> **Rückentrage:** Sie ist erst geeignet, wenn Ihr Kind frei sitzen kann. Achten Sie sich selbst zuliebe bereits beim Kauf auf den Tragekomfort: Die Unterschiede sind hier sehr groß!

> **Fahrradsitz:** Ebenfalls nur für sichere »Sitzer« geeignet – die dann viel Spaß an dieser Fortbewegungsart haben. Nehmen Sie am besten einen Sitz, der unter dem Sattel am Fahrradrahmen befestigt werden kann. Achtung: Helm nicht vergessen und die Füße des Kindes anschnallen!

> **Babyschale als Autositz:** Im Auto eine unverzichtbare Hilfe – verwenden Sie sie aber bitte nicht als »Dauersitz« (siehe auch Seite 23). Legen Sie auf längeren Autofahrten häufig eine Pause ein, in der Sie Ihr Baby aus dem Sitz herausnehmen.

> **Laufstall:** Lassen Sie Ihr Baby nicht ständig darin, denn der Laufstall schränkt seine Bewegungsfreiheit zu sehr ein. Um Ihr Kind für wenige Minuten vor Gefahrenquellen zu schützen, können Sie es jedoch ruhig kurze Zeit im Laufstall lassen. Bitte »missbrauchen« Sie aber nicht das Bett als Laufstall – Babys Bett ist nur zum Schlafen da!

> **Babyhopser:** Hopsen auf Mamas oder Papas Schoß (siehe Spielanregung Seite 81) ist die bessere Alternative zu den Babyhopsern, in denen das Baby wenig Halt hat und oft nur mit der Fußspitze den Boden berührt. Diese Haltung schadet dem Rücken Ihres Babys und begünstigt Fehlstellungen der Füße. Zudem kann Ihr Kind das Spiel nicht allein beenden: Auch wenn es schon müde ist, federt es noch weiter.

> **Babywippe:** Dieses Gerät ist völlig ungeeignet! Die Eigenaktivität und Bewegungsfreiheit Ihres Babys werden darin sehr stark eingeschränkt. Die schräge Haltung kann zu Wirbelsäulenfehlhaltungen führen. Außerdem kippen solche Wippen leicht um.

> **Babyschaukel:** Eine Babyschaukel besteht aus einem Sitz, der an einem Gestell oder an der Zimmerdecke frei schwingend aufgehängt ist. Babys lieben es, zu schaukeln – allerdings können sie ihr Gleichgewicht bei entsprechenden Spielen auf Mamas oder Papas Armen oder Beinen viel besser trainieren. Sichere Sitzer können durchaus ab und zu das „Fliegen" in einer stabilen, sicher montierten Schaukel genießen, aber Sie sollten wegen der immer vorhandenen Sturzgefahr ständig dabeibleiben und Ihr Baby aus der Schaukel heben, wenn es nicht mehr mag. Die Schaukelbewegung sollten Sie höchstens mit einem kleinen Schubs einleiten; achten Sie immer auf die Reaktionen Ihres Babys!

> **Lauflerngeräte:** Diese Geräte erschweren Ihrem Kind das Laufenlernen, statt es zu unterstützen! Das Baby lernt darin nämlich nicht sein Körpergewicht auszubalancieren. Zudem sind sie richtiggehende Gefahrenquellen: Babys stürzen damit oft schon über niedrige Schwellen oder Stufen schwer! In einigen Ländern sind Lauflerngeräte wegen dieser Risiken sogar verboten.

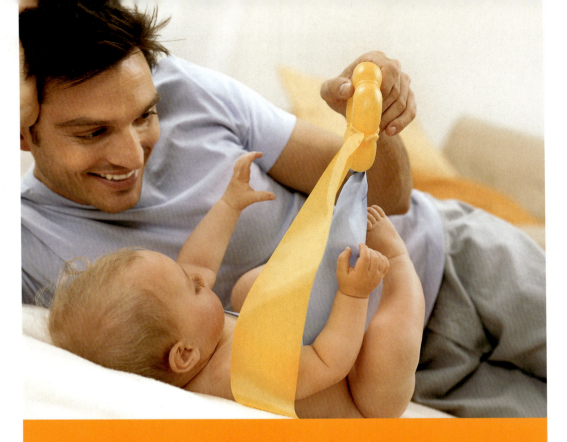

Spielzeug aus der eigenen »Werkstatt«

Mit wenig Aufwand können Sie schönes Spielzeug für Ihr Baby herstellen. Ein Großteil der Materialien ist sicher in Ihrem Haushalt zu finden. Die Spielzeuge sind auch ein schönes Geschenk für eine Familie, bei der sich Nachwuchs eingestellt hat.

Wichtig: Wenn Sie Spielzeug mit Kirschkernen, Holzperlen oder Ähnlichem füllen, achten Sie bitte darauf, dass Ihr Kind diese nicht herausnehmen oder abreißen kann. Befestigen Sie auch Knöpfe und andere kleine Teile sehr sorgfältig!

Einfach und schön
Ein farbenfrohes Mobile

> **Sie brauchen:** buntes Tonpapier, einen Ast oder Kleiderbügel und einige kürzere Stücke Faden.

> **Von Anfang an:** Ihr Baby kann verschiedene Farben und Formen betrachten.

> Befestigen Sie Kreise, Dreiecke, Vierecke oder Tiere aus Tonpapier an den Fäden und hängen sie an den Ast/Kleiderbügel.

Tastsäckchen

> **Sie brauchen:** Stoffreste (zum Beispiel von Samt, Leinen oder Seide), jeweils etwa 20 mal 8 cm groß; gut ausgewaschene Kirsch- und Aprikosenkerne, Glasmurmeln und Knöpfe.

> **Von Anfang an:** Materialien und Formen erfühlen.

> Falten Sie jedes Stoffstück mit der Innenseite nach außen quer und nähen es zu einem Beutel. Wenden, mit Kernen, Murmeln oder Knöpfen füllen und die dritte Naht gut schließen.

> In den ersten Monaten können Sie Ihrem Baby ein Tastsäckchen in die Hand geben, nachdem Sie das Händchen »aufgestreichelt« haben (siehe Seite 62).

> **Und später?** Ihr Baby wird die Säckchen immer genauer befühlen, anschauen und schließlich auch in den Mund stecken.

> **TIPP:** Gefüllte, gut zugeknotete Baumwollsocken tun's auch!

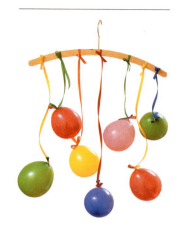

TIPP
Auch mit leicht aufgeblasenen Luftballons oder mit kurzen, breiten bunten Stoffbändchen können Sie ein Mobile gestalten.

Knistersäckchen

> **Sie brauchen:** Stoffreste, je 40 mal 40 cm groß; etwas kleinere Folienstücke (zum Beispiel Knisterfolie, Verpackungsfolie, Folie mit Luftkammern oder ein Stück Rettungsfolie).

> **Von Anfang an:** Materialien fühlen, Geräusche erzeugen.

> Falten und nähen Sie die verschiedenen Folien einzeln in die wie bei den Tastsäckchen (oben) vorbereiteten Stoffhüllen.

Ring mit Bändchen

> **Sie brauchen:** einen Holz- oder Plastikring (5 bis 8 cm Durchmesser), 2 Stoffstreifen (etwa 20 cm lang).

> **1. bis 3. Monat:** Anregung zum Greifen.

> Knoten Sie zwei verschiedenfarbige Stoffstreifen nebeneinander an den Ring. Halten Sie den Ring nun über Ihr auf dem Rücken liegendes Kind (siehe Foto Seite 114).

> **Und später?** Etwas größere Kinder genießen eine angenehme »Streicheldusche«: Einfach sanft mit den Bändchen über den Körper streichen.

»AHA-EFFEKT«

Mit etwa sechs Monaten lernt Ihr Kind, dass die Veränderungen der Tüte mit dem Prinzip von Ursache und Wirkung zu tun haben.

Die dicke Tüte

> **Sie brauchen:** eine Tüte aus Butterbrotpapier.

> **Ab dem 3. Monat:** abtasten, Geräusche erzeugen.

> Blasen Sie die Tüte auf und drehen die Öffnung nur zu.

> Ihr Baby hat Spaß daran, den großen Gegenstand in den Händen zu halten und mit dem raschelnden Ding zu spielen.

> **Und später?** Ihr Kind merkt, dass die Tüte kaputtgeht oder kleiner wird, wenn es zu fest drückt. Wenn es zu lange daran lutscht, wird sie »schlapp«.

Überraschungsbeutel

> **Sie brauchen:** einige Gefrierbeutel (1 Liter), Füllmaterial wie Kirschkerne, Murmeln, Korken, Papier; festen Faden.

> **Ab dem 4./5. Monat:** Dinge befühlen.

> Falls die Beutel bedruckt sind, wenden Sie sie. Füllen Sie je einen mit Murmeln, zerknülltem Papier, Korken ... Fest mit einem Faden schließen oder zuknoten. Geben Sie Ihrem Kind höchstens zwei unterschiedlich gefüllte Beutel gleichzeitig.

> **Und später?** Füllen Sie in einen Beutel warmes Wasser, in den anderen kühles. Gut geeignet für »Handgreiflich«, Seite 85.

Die Schneebesen-Rassel

› **Sie brauchen:** einen Schneebesen; einen Tischtennisball oder Ähnliches.

› **Ab dem 4./5. Monat:** Geräusche machen.

› Schieben Sie den Ball durch die Stäbe des Schneebesens – fertig ist die Rassel!

Luftballonkissen

› **Sie brauchen:** einen Kissenbezug (80 mal 80 cm, mit Reißverschluss, nicht mit Knöpfen!); Luftballons.

› **Ab 5./6. Monat:** Vorbereitung und Förderung des Krabbelns.

› Blasen Sie die Luftballons zuerst ganz groß auf und lassen dann die Luft heraus. Wenn Sie die Ballons nun erneut – diesmal faustdick – aufblasen, platzen sie nicht so leicht.

› Legen Sie die Ballons nebeneinander in den Kissenbezug.

› Nun legen Sie Ihr Baby bäuchlings auf das Kissen. Die instabile Bauchlage ist eine gute Vorbereitung fürs Krabbeln.

› **Und später?** Kleine Krabbler bewegen sich gern über das Luftballonkissen und verfeinern so Koordination und Gleichgewichtsgefühl. Dann können Sie einen Bettbezug benützen – brauchen allerdings ziemlich viele aufgeblasene Luftballons!

Klingende Dosen

› **Sie brauchen:** flache Bonbondosen, Röhrchen von Vitamintabletten; Füllmaterial wie getrocknete Erbsen, Holzperlen.

› **Ab 4./5. Monat:** Geräusche produzieren.

› Legen Sie einige getrocknete Erbsen oder eine Holzperle in die Dosen. Unterschiedliche Füllungen klingen verschieden.

› Beziehen Sie Babys »Instrument« mit Selbstklebefolie. Überkleben Sie auch den Deckel, so kann Ihr Kind ihn nicht öffnen.

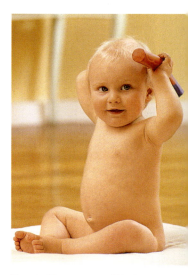

Das sind ja ganz neue Töne!

Bunte Kugelkette

> **Sie brauchen:** große bunte Holzperlen (müssen für Kleinkinder geeignet sein!) in verschiedenen Formen; feste Schnur.

> **Ab dem 5. Monat:** Ihr Baby erfühlt unterschiedliche Formen.

> Fädeln Sie die Holzperlen auf und verknoten die Enden gut.

Zauberflaschen laut und leise

> **Sie brauchen:** leere Trinkjoghurtfläschchen, durchsichtige leere Plastikflaschen (½ Liter); als »laute« Füllung Perlen oder getrocknete Erbsen; als »leise« Füllung kleine bunte Federn oder buntes Papier.

> **Ab dem 5./6. Monat:** Geräusche erzeugen und das Verhalten von geräuschlosem Material bestaunen.

> **Ab dem 10. Monat:** längliche Gegenstände aufstellen.

> Füllen Sie die Flaschen mit den einzelnen Materialien: mal mehr, mal weniger. In die durchsichtigen Flaschen füllen Sie Federn, Papierschnipsel oder -knöllchen.

> Ihr Baby kann Geräusche produzieren, indem es die Flasche am Hals festhält und schüttelt. Es kann aber auch darüber staunen, dass sich etwas bewegt, aber kein Geräusch entsteht.

> **Und später?** Ihr Kind kann die Flaschen nebeneinander aufstellen als Vorbereitung zum Turmbauen (siehe Seite 90).

Waschlappen mit Knöpfen

> **Sie brauchen:** einen einfarbigen Waschlappen, 5 bis 8 größere bunte Knöpfe, Füllwatte.

> **Ab dem 5./6. Monat:** kleine Teile greifen und befühlen.

> Nähen Sie die Knöpfe rundum gut auf dem Waschlappen fest und füllen ihn locker mit Watte. Nähen Sie die Öffnung zu.

> Ihr Baby ist von den Materialien und Farben begeistert!

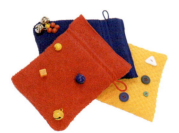

GREIFEN UND FORSCHEN
Ab dem 11./12. Monat erforscht Ihr Kind die bunten Knöpfe mit Pinzetten- und Zangengriff.

Tastkissen

> **Sie brauchen:** einen einfarbigen Kopfkissenbezug mit festem Kissen; verschiedene Bändchen, Knöpfe, Stoffreste, kleine Steine, Murmeln, einen kleinen Holzring und Ähnliches.

> **Ab dem 5./6 Monat:** Ihr Baby kann mit Sachen hantieren.

> Nähen Sie einfach auf das Kissen, was Sie in Ihrem Haushalt an Geeignetem finden! Hier einige Vorschläge:

> Legen Sie einen Filzfleck (ca. 10 cm Durchmesser) auf den Bezug und einige kleine Steine oder Glasmurmeln darunter. Dann nähen Sie den Filz fest, am besten mit der Maschine.

> Nähen Sie 4 bis 5 verschiedene Stoffbändchen (je etwa 15 cm lang) nebeneinander an einem Ende auf den Bezug.

> Aus rauem Stoff schneiden Sie verschiedene Formen – Blumen, Wolken oder Ähnliches – und nähen sie auf den Bezug.

> Nähen Sie unterschiedliche Knöpfe nebeneinander auf.

> Knoten Sie ein Stoffband um einen Holz- oder Plastikring, eine große Holzperle oder ein Metallglöckchen. Nähen Sie das Ende des Bandes am Bezug fest.

> Lassen Sie Ihr Kind das Tastkissen in Bauchlage untersuchen (siehe Spiel Seite 76 oben) – das interessante Sammelsurium ermuntert es sicher dazu, länger auf dem Bauch zu liegen.

Ebenso wie ein buntes Tastkissen können Sie eine Tastmatratze herstellen – vielleicht mit einem Teil eines dreiteiligen Modells und einem Spannbetttuch.

Tastbrett

> **Sie brauchen:** zwei bis drei Bretter, etwa 20 mal 30 cm, dicker Karton eignet sich auch; verschiedene Materialien aus dem Alltag: weiche und harte Bürste, Topfschwämme, Wellpappe, ein Stück Fell, Seifenablage, Deckel …

> **Ab dem 5./6.Monat:** die Bauchlage attraktiver machen, verschiedene Materialien befühlen.

> Kleben Sie auf jedes Brett drei verschiedene harte und weiche Materialien. Ihr Kind kann jetzt in der Bauchlage Sachen befühlen und unterschiedliche Materialerfahrungen machen.

Die Schnurrolle

› **Sie brauchen:** eine feste Plakat- oder Paketrolle (30 bis 40 cm), etwa 40 cm Paketschnur; Holzkugeln oder große Knöpfe.

› **Ab dem 8./9. Monat:** eine Anregung für Ihr Baby, seine Fingerfertigkeit zu verbessern und zu verfeinern.

› Stechen Sie in eine Seite der Rolle ein Loch, auf genau der gleichen Höhe gegenüber ein weiteres. Fädeln Sie die Schnur durch die beiden Löcher. An den beiden Enden befestigen Sie je eine große Holzperle oder je einen großen Knopf.

› Ihr Baby kann nun die Schnur immer wieder hin- und herziehen und spielt mit dem Gesetz von Ursache und Wirkung. Es begreift: Habe ich die Schnur von der einen Seite durchgezogen, muss ich wieder auf der anderen Seite ziehen (siehe Seite 111).

TIPP

Einen Riesenspaß macht das Spiel älteren Kindern zu zweit mit einer langen Rolle (oder mehreren ineinandergesteckten) und einem größeren Ball, der dann eine richtige Reise durch den dunklen Tunnel macht.

Die wilde Kugelbahn

› **Sie brauchen:** eine feste Plakat- oder Paketrolle (30 bis 40 cm); eine große Holzkugel oder einen Tischtennisball.

› **Sobald Ihr Baby sitzt:** Es hat großen Spaß daran, einen Ball durch das Rohr rollen zu lassen.

› Anfangs müssen Sie die Rolle schräg halten, aber nach einiger Zeit lernt Ihr Baby dieses Spiel auch allein zu spielen.

› **Und später?** Auch Kindergartenkinder mögen dieses Spiel noch!

Babys erste Trommel

› **Sie brauchen:** eine leere Dose (Durchmesser etwa 15 cm), selbstklebende Folie, eventuell ein Stück Filz.

› **Sobald Ihr Baby sitzt:** Es trommelt gern mit der Hand oder mit dem Kochlöffel.

› Schneiden Sie aus Folie oder Filz zwei Kreise (mit etwas größerem Durchmesser als der Dosendeckel). Spannen Sie sie über die Öffnung der Dose und kleben sie rundum fest.

› Ihr Baby kann nun auf seiner Trommel musizieren!

Formbox

> **Sie brauchen:** einen Schuhkarton; einige Korken.
> **Ab dem 10. Monat:** Ihr Baby liebt es, etwas in eine kleine Öffnung zu stecken.
> Schneiden Sie in die Mitte des Deckels ein passendes Loch, durch das Ihr Baby die Korken hineinwerfen kann.
> **Und später?** Eine Box mit viereckigem Loch für Bauklötze.

Die Schlange

> **Sie brauchen:** etwa 3 bis 5 leere Toilettenpapierrollen, eine alte Feinstrumpfhose und eine Schnur (20 bis 30 cm lang).
> **Ab dem 11. Monat:** Ihr Baby zieht fasziniert am Spielzeug.
> Schneiden Sie Fußspitze und Hosenteil der Strumpfhose ab. Diesen »Schlauch« knoten Sie an einem Ende fest zu. Stecken Sie nacheinander die Papierrollen hinein. Verknoten Sie den Schlauch hinter jeder Rolle. Ans Ende binden Sie die Schnur.
> Je nach Untergrund macht die Schlange beim Heranziehen lustige Bewegungen.

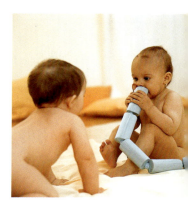

Mit der ganz einfach herzustellenden Schlange können sich Kinder stundenlang beschäftigen.

Sortierbox

> **Sie brauchen:** eine/mehrere 6er-Eierschachteln ohne Deckel, Wasserfarben, Bauklötzchen (rot, gelb, blau).
> **Ab dem 11./12. Monat:** Pinzetten- und Zangengriff üben.
> Malen Sie jeweils zwei gegenüberliegende Mulden mit der gleichen Grundfarbe (Rot, Gelb, Blau) aus.
> Ihr Kind kann nun je einen Baustein in eine Mulde legen.
> **Und später?** Mit etwa 18 Monaten beginnen Kinder mit Sortierspielen: Spielzeugautos und -tiere werden aneinandergereiht und Bauklötze in die farblich passenden Mulden der Sortierbox gelegt: »Ja, da kommt der blaue Stein rein!« Sie können jetzt die 10er-Schachtel und weitere Farben verwenden.

GU-ERFOLGSTIPP

Ab dem 11./12. Monat übt Ihr Kind den Pinzettengriff und geht bald zum Zangengriff über (siehe Seite 33). Unterstützen Sie diese Entwicklung: Durch ein Loch im Deckel einer Papprolle fädeln Sie ein Stück Schnur und lassen das Ende herausspitzen. Ihr Kind zieht sicher interessiert daran.

GU-ERFOLGSTIPP

Nicht nur Babys Spielzeug können Sie zum großen Teil selbst herstellen, auch »Kindermöbel« müssen Sie nicht immer teuer im Fachgeschäft kaufen. Die hier benötigten Materialien haben Sie wahrscheinlich im Haushalt oder Sie können sie günstig erwerben.

> Zwei Stühle hintereinander sind ein Tunnel für Einsteiger.
> Schneiden Sie von einem großen Karton Deckel und Boden ab – schon haben Sie einen richtigen Tunnel.
> Ein Tisch mit Decken verhüllt wird zum Zelt.
> Das Luftballonkissen (siehe Seite 117) ist ein Dauerbrenner!
> Eine Luftmatratze (mal mehr, mal weniger aufgeblasen), Matratzen, Koffer, große Kissen bieten Möglichkeiten rauf und runter zu krabbeln und zu laufen – vielleicht als »Krabbelparcours«.
> Aus zwei Hula-Hoop-Reifen und einer dünnen, festen Schaumstoffmatte (etwa 80 mal 200 cm) können Sie einen luftigen, oben offenen Halbtunnel bauen: Streifen Sie von jeder Seite den Reifen über die Matte, sodass diese sich der Form der Reifen anpasst.
> Stehende Babys holen mit Begeisterung leere 1-Liter-Plastikflaschen aus der Getränkekiste. Später macht es Spaß, die Flaschen wieder hineinzustellen. Wie Sie die Flaschen noch attraktiver gestalten können, lesen Sie auf Seite 118 (»Zauberflaschen laut und leise«).
> Als Treppe stellen Sie einen großen Karton, etwa eine leere Windelgroßpackung, von innen mit Altpapier beschwert, als Treppe vors Sofa. Vor dem Karton können Sie eine kleine Matratze oder Luftmatratze platzieren – so haben Sie eine dreistufige Treppe.

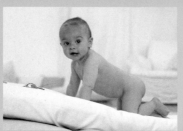
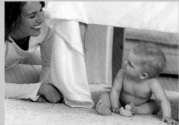

Bücher, die weiterhelfen

Aus dem GRÄFE UND UNZER Verlag

› Gillessen, Dr. med. Rainer; Huft, Gerald W.; Lehnert, Sonja: 300 Fragen zum Baby
› Keudel, Dr. med. Helmut: Kinderkrankheiten
› Kunze, Petra; Salamander, Catharina: Die schönsten Rituale für Kinder
› Nitsch, Cornelia; Hüther, Prof. Dr. Gerald: Kinder gezielt fördern und Wie aus Kindern glückliche Erwachsene werden
› Nolden, Annette: Babykalender
› Pighin, Gerda; Simon, Dr. med. Bernd: Babys erstes Jahr.
› Pulkkinen, Anne: Spielen und lernen nach der PEKiP-Zeit
› Richter, Robert; Schäfer, Eberhard: Das Papa-Handbuch
› Schmidt, Sigrid: Bach-Blüten für Kinder
› Seßler, Silvia: Mein Baby. Das 1. Jahr
› Stamer-Brandt, Petra; Murphy-Witt, Monika: Das Erziehungs-ABC: von Angst bis Zorn

› Stumpf, Werner: Homöopathie für Kinder
› Voormann, Christina; Dandekar, Dr. med. Govin: Babymassage. Berührung, Wärme, Zärtlichkeit

Bücher anderer Verlage

› Kampmann, Gudrun; Nieder, Angelika: Das wichtige erste Jahr; Südwest
› Largo, Remo H.: Babyjahre. Die frühkindliche Entwicklung aus biologischer Sicht; Piper
› Polinski, Liesel: PEKiP: Spiel und Bewegung mit Babys; Rowohlt
› Stemme, Gisela u. a.: Die frühkindliche Bewegungsentwicklung. Bundesverband für Körper- und Mehrfachbehinderte
› Stern, Daniel N.: Tagebuch eines Babys; Piper
› Thiel, Monika: Babyspaß mit PEKiP-Spielen; Urania

Adressen, die weiterhelfen

PEKiP e.V., Geschäftsstelle
Am Böllert 7
47269 Duisburg
pekip@t-online.de
www.pekip.de

Hier erfahren Sie, wo es in Ihrer Nähe PEKiP-Gruppen gibt (Deutschland, Österreich und Schweiz), und bekommen Infos zur Fortbildung »PEKiP-Gruppenleiter«. PEKiP® ist als eingetragenes Warenzeichen gesetzlich geschützt. PEKiP-Gruppen dürfen nur von Gruppenleiterinnen mit PEKiP-Zertifikat durchgeführt werden.

Bundeszentrale für gesundheitliche Aufklärung
Ostmerheimer Straße 220
51109 Köln
www.bzga.de
Hier erhalten Sie die Broschüre »Sicherheitsfibel. Ratgeber zur Verhütung von Kinderunfällen«.

Sprechstunde für Schreibabys
Kinderzentrum München
Heiglhoferstraße 63
81377 München
Tel.: 089/710 093 30
(Siehe Seite 13)

www.trostreich.de
Adressen von Beratungsstellen und Praxen für Eltern mit Schreibabys (Deutschland, Österreich und Schweiz).

Sachregister

A

aktiver Schlafzustand 50
aktiver Wachzustand 50
asymmetrische Lage 24
Auffälligkeiten 27, 30, 35
Augenschließreflex 30
Autokindersitz 23, 111

B

Baby-Esperanto 34
Babygeräte 112 f.
Bärengang 32
Bastelanleitungen 114 ff.
Bauchlage 25, 28, 31, 64 ff.,
    69, 73 ff.
Behinderung des Babys 55
Bewegungsfreiheit 39, 49, 82
Bewusstseinszustand 13, 50
Bindung 17, 44
biologische Fähigkeiten 11 f.
Blasreiblaute 29
Blickkontakt 26

D/E

Denken 81
Doppelsilben 34
Drehen 58, 76
Eltern-Kind-Bindung 13
Eltern-Kind-Gruppen 41 f.
Entwicklung 18 ff.
– abweichende 55
Entwicklungsalter 19
-reihenfolge 19, 36 f., 83
-tempo 19, 22, 83

F/G

Fahrradkindersitz 113
Familie werden 10
Fixieren mit den Augen 27
Freiräume 21
Fremdeln 33
Geburtsverlauf 9, 14
Gefahrenquellen 83
Gehirn, Entwicklung 23
Geschwister, ältere 45, 49
Greifen 33
Greifreflex 24, 26
Grenzen 21, 83, 107

H/I

Hand-Becken-Stütz 28
Hand-Knie-Stand 23
Hopsen 111, 81
Hören 13, 30
Instinkte der Eltern 15

K

Kinderwagen 112
Koch, Dr. Jaroslav 39 f.
Kommunikation zwischen
Eltern und Baby 17, 26
Kompetenz der Eltern 11,
    15 f.
Kompetenz des Babys 11 ff.
Kontakte zwischen Babys 41,
    43
Kopf, beweglicher 55
Körperkontakt 26, 49
Krabbeln 23, 83, 91 ff.
Krabbelzimmer 122
Kuckuck-Spiel 33

L

Lächeln 26
Langsitz 32
Laufen 81 f., 97 ff., 101
Lauflerngeräte 113
Laufstall 113
Lautbildung 26 f., 33
Lernen 11, 90
Lieblingsspiele des Babys 51,
    81
Lieder und Verse 105
Loslassen 44

M/N

massenhafte Bewegungen 24
Moro-Reflex 24, 25, 35
Nachahmen 16, 82
Nein sagen 103

P

PEKiP im zweiten Lebensjahr
    97
–, Entstehung 38 ff.
PEKiP-Fortbildung 41
PEKiP-Gruppe 10, 41 f., 45
Pinzettengriff 33, 121
Po-Rutschen 32
Puppenaugenphänomen 27 f.

R

Reflexe 24 f.
REM-Schlaf 50
Robben 31, 83
Rollen 31
Rückenlage 28 f., 31
Rückentrage 112

ruhiger Schlaf 50
ruhiger Wachzustand 50
Ruppelt, Dr. Christa 40
Ruppelt, Prof. Dr. Hans 43

S
Saugreflex 24
Schalengriff 53
schiefe Ebene 75
Schlafen 14, 50
schläfriger Bewusstseinszustand 50
Schluckreflex 24
Schreien 12 f., 50, 55
Schreireflex 24
Schritte, erste 32, 81 f.
Schwangerschaft 8
Schwerkraftexperimente 35
Sehen 13, 30, 55
Seitsitz 32
Sicherheit 31, 83
Silbenketten 30, 33 f.
Sitzen 23, 28, 31 f.
soziale Kompetenz 11, 12 f.
Spielanregungen 47 ff.
– für Babys Hände 84 ff.
– für Frühgeborene 69
– für Hände und Füße 62 ff., 71 ff.
– für Kopf und Augen 55 ff.
– fürs erste Vierteljahr 54
– fürs zweite Halbjahr 82 ff.
– fürs zweite Vierteljahr 70 ff.
– in Bauchlage 64 ff., 73 ff.
– richtig auswählen 51

–, soziale 103 ff.
–, Trage- 67 ff.
– und Ruhephasen 49
– vorbereiten 48 f.
– zum Krabbelnlernen 91 ff.
– zum Laufenlernen 97 ff.
–, Weiterentwicklung der 66
»Spielregeln« 52
Spielvarianten 52
Spielzeiten 69
Spielzeug 52, 109 ff.
–, geeignetes 108 f.
– selbst herstellen 112 ff.
Sprachförderung 16, 34, 104

T
Tragesack 112 f.
Tragespiele 67 ff.
Tragetuch 112
Treppe zum Spielen 121
Tunnel zum Spielen 121

U/V/W/Z
Über die Seite hochnehmen 53
Unsicherheit der Eltern 8 f., 15, 18
Unterarm-Becken-Stütz 28
Verbote, sinnvolle 103, 107
Vierfüßlerstand 31
Vorsorgetermine 19
Wachzustand, ruhiger 50
–, aktiver 50
Wasserball 52, 70
Wohnung, kindgerechte 83
Zangengriff 29, 33, 121

Spiel- und Bewegungsanregungen

Erstes Vierteljahr
Alles im Blick 68
Auge in Auge 64
Baby in der Hängematte 61
Balanceakt für Kleine 60
Bäuchlings fliegen 69
Bequem auf Papas Arm 65
Das tut gut! 65
Einmal hin – einmal her 57
Erste Greifversuche 62
Ganz schön schräg vor Mamas Bauch 68
In der Schoßlage magnetisch angezogen 63
Jetzt gibt's was zu sehen! 56
Kitzlige Gymnastik 62
Kopf hoch – in jeder Lage 60
Magnetisch angezogen 63
Quer auf Mamas Beinen 65
Rundherum ist gar nicht schwer! 58
Schaukeln auf dem Ballmobil 66
Schaukelpartie à la Mama 57
Schöne Streicheleinheiten 62
Und wie geht es wieder zurück? 59
Was passiert hinter Papas Rücken? 67
Wer ist denn da? 56
Wo ist es hin? 56
Zu Fuß gegen den Ball 64

Zweites Vierteljahr
Auf dem Thron 75
Auf der schiefen Bahn? 75
Das ist riesig! 71
Drehen an den Ringen 77
Einmal rundherum 77
Fliegen ist schön! 78
Guck mal, was da hängt! 74
Guck mal, was da liegt! 73
Halbkreisdrehung 78
Hilf mir etwas mehr! 77
Hoch hinaus 81
Hopsen – aber schwerelos 81
Kaum zu fassen! 71
Mit Papa wippen! 81
Plausch am Pool 74
Reich mir den Finger! 80
Schräg greifen 72
Spielen auf Mamas Beinen
    76
Stark an den Ringen 80
Tischlein deck dich! 72
Von hoch her ... 76
Zeigt her eure Füßchen ... 73
Zur Sache, Papa! 74

Zweites Halbjahr
An Mama oder Papa hoch 97
Auf die Pauke hauen ... 106
Auf Schmalspur 102
Baby-Babuschka 86
Beifall für Ihr Baby! 103
Bitte und Danke 106
Der kleine Drehwurm 93
Die dritte Dimension 86
Die reservierte Schublade 88

Ein- und Ausräumen 87
Fang mich doch! 103
Für kleine Picassos! 89
Fußball 99
Ganz schön gewichtig! 101
Handgreiflich – mal zwei! 85
Hebst du das mal auf? 99
Hilfreicher Gegendruck 92
Hoch hinaus auf der Leiter
    98
Im Rückwärtsgang voran 93
Im Slalom mittendurch 96
Immer an der Wand lang 98
In schwindelnder Höhe 96
Kleine Ursache ... 88
Kletterpartie 94
Knüllen, rascheln, reißen 89
Krabbelball 92
Kuckuck – wo bin ich? 106
Loslassen 99
Magisch angezogen 102
Mamas Buch, Annas Buch 107
Memory 107
Mit Pinzette und Zange 89
Neue Erfahrungen für kleine
    Füße 100
Po und Bauch hoch: So
    geht's! 94
Rauf und runter 98
Rückwärts einparken 102
»Schnur-Express« 88
Spiel mit der Schwerkraft 87
Spielend in den Vierfüßler-
    stand 93
Sprachspiele 102
Stein auf Stein 90

Über Berg und Tal ... 95
Über Stock und Stein 101
Über Umwege zum Ziel 100
Und was hängt hier? 91
Unterm Stuhl hindurch 96
Was steckt da drin? 86
Wasserexperimente 90
Wau, wau – oder miau? 103
Wer liegt denn da? 95
Wie fasst man das an? 85
Wo tickt es? 107
Zwergerl-Fußball 100

Bastelanleitungen
Babys erste Trommel 120
Bunte Kugelkette 118
Die dicke Tüte 116
Die Schlange 121
Die Schneebesen-Rassel 117
Die Schnurrolle 120
Die wilde Kugelbahn 120
Ein farbenfrohes Mobile 115
Formbox 121
Klingende Dosen 117
Knistersäckchen 115
Luftballonkissen 117
Ring mit Bändchen 116
Sortierbox 121
Tastbrett 119
Tastkissen 119
Tastsäckchen 115
Überraschungsbeutel 116
Waschlappen mit Knöpfen
    118
Zauberflaschen laut und leise
    118

Impressum

© 2008 GRÄFE UND UNZER VERLAG GmbH, München
Aktualisierte Neuausgabe von *PEKiP: Babys spielerisch fördern*, GRÄFE UND UNZER VERLAG 2003, ISBN 3-7742-7418-5 (Erstausgabe: 1999)

Alle Rechte vorbehalten. Nachdruck, auch auszugsweise, sowie Verbreitung durch Bild, Funk, Fernsehen und Internet, durch fotomechanische Wiedergabe, Tonträger und Datenverarbeitungssysteme jeder Art nur mit schriftlicher Genehmigung des Verlages.

ISBN 978-3-8338-1176-0

1. Auflage 2008

Die GU-Homepage finden Sie im Internet unter www.gu-online.de

Ein Unternehmen der
GANSKE VERLAGSGRUPPE

Programmleitung: Ulrich Ehrlenspiel
Redaktion: Reinhard Brendli
Lektorat: Barbara Kohl
Layout: independent Medien-Design, Claudia Hautkappe
Herstellung: Petra Roth
Satz: Christopher Hammond
Reproduktion: Repro Ludwig, Zell am See
Druck: Firmengruppe APPL, aprinta druck, Wemding
Bindung: Firmengruppe APPL, sellier druck, Freising

Bildnachweis:
Fotos: Anna Peisl: S. 2, 22, 28, 53, 60, 61, 64, 67 (li.), 68 (li., Mitte), 71, 80, 87, 92, 94 (re.), 95, 96, 98, 103, 115, 117, 118, 119, 121; Picturepress: S. 38; Anne Pulkkinen: S. 4; Sandra Seckinger: Umschlagvorder- und -rückseite; S. 1, 3, 6, 8, 18, 46, 48, 54, 57, 59, 63, 67 (re.), 68 (re.), 70, 72, 76, 79, 81, 82, 94 (li.), 108, 110, 114, 122

Umwelthinweis
Dieses Buch wurde auf chlorfrei gebleichtem Papier gedruckt. Um Rohstoffe zu sparen, haben wir auf Folienverpackung verzichtet.

Wichtiger Hinweis
Halten Sie sich bei den PEKiP-Spielen genau an die Anleitungen im Buch. Sie sind für »normal« entwickelte Kinder gedacht und helfen nicht bei schweren Entwicklungsproblemen. Wenn Sie annehmen, dass Ihr Kind solche Probleme hat, oder wenn es behindert ist, gehen Sie zum Arzt! Er hilft Ihnen auch, Fördermöglichkeiten, Spiele und Therapien zu finden.
Alle Ratschläge und Anleitungen in diesem Buch wurden von der Autorin sorgfältig recherchiert und in der Praxis erprobt. Dennoch können weder Autorin noch Verlag für eventuelle Nachteile oder Schäden, die aus den im Buch gegebenen praktischen Hinweisen resultieren, eine Haftung übernehmen.

Dank
Herzlichen Dank an Kristine Kühnel-Gröbert (Geschäftsführerin PEKiP e. V.), an Reinhard Brendli und Barbara Kohl für die gute Zusammenarbeit seitens des Verlages, an Sandra Seckinger, ihr Team und alle Models für die liebevollen Fotos. Besonders danke ich meinem Mann Hans für die tatkräftige Unterstützung.

Liebe Leserin und lieber Leser,

wir freuen uns, dass Sie sich für ein GU-Buch entschieden haben. Mit Ihrem Kauf setzen Sie auf die Qualität, Kompetenz und Aktualität unserer Ratgeber. Dafür sagen wir Danke! Wir wollen als führender Ratgeberverlag noch besser werden. Daher ist uns Ihre Meinung wichtig. Bitte senden Sie uns Ihre Anregungen, Ihre Kritik oder Ihr Lob zu unseren Büchern. Haben Sie Fragen, oder benötigen Sie weiteren Rat zum Thema? Wir freuen uns auf Ihre Nachricht!

GRÄFE UND UNZER VERLAG
Leserservice
Postfach 86 03 13
81630 München

Wir sind für Sie da!
Montag–Donnerstag: 8.00–18.00 Uhr
Freitag: 8.00–16.00 Uhr

Tel.: 0180-5005054*
Fax: 0180-5012054*

*(0,14 €/Min. aus dem dt. Festnetz/ Mobilfunkpreise können abweichen.)

E-Mail: leserservice@graefe-und-unzer.de

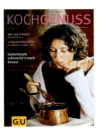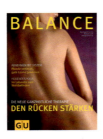

Wollen Sie noch mehr Aktuelles von GU erfahren, dann abonnieren Sie doch unseren kostenlosen GU-Online-Newsletter und/oder unsere kostenlosen Kundenmagazine.

Unsere Garantie

Alle Informationen in diesem Ratgeber sind sorgfältig und gewissenhaft geprüft. Sollte dennoch einmal ein Fehler enthalten sein, schicken Sie uns das Buch mit dem entsprechenden Hinweis an unseren Leserservice zurück. Wir tauschen Ihnen den GU-Ratgeber gegen einen anderen zum gleichen oder einem ähnlichen Thema um.

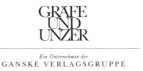

Ein Unternehmen der
GANSKE VERLAGSGRUPPE